"十四五"国家重点出版物出版规划项目

国家神经疾病医学中心科普丛书

科学应对
脑卒中

主　审　赵国光

主　编　郝峻巍

副主编　钟莲梅　常　红

编　者（以姓氏笔画为序）

马　欣　马青峰　王　冉　王　琪

王　媛　王明洋　任　怡　芦文博

宋海庆　张海岳　赵文博　郝峻巍

钟莲梅　姚　辉　常　红　董　静

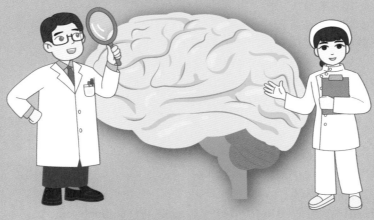

人民卫生出版社
·北京·

图书在版编目（CIP）数据

科学应对脑卒中 / 郝峻巍主编. -- 北京 ： 人民卫生出版社，2024. 9. --（国家神经疾病医学中心科普丛书）. -- ISBN 978-7-117-36728-8

Ⅰ. R743-49

中国国家版本馆 CIP 数据核字第 20248FV227 号

人卫智网	www.ipmph.com	医学教育、学术、考试、健康，购书智慧智能综合服务平台
人卫官网	www.pmph.com	人卫官方资讯发布平台

国家神经疾病医学中心科普丛书
科学应对脑卒中
Guojia Shenjing Jibing Yixue Zhongxin Kepu Congshu
Kexue Yingdui Naocuzhong

主　　编：郝峻巍
出版发行：人民卫生出版社（中继线 010-59780011）
地　　址：北京市朝阳区潘家园南里 19 号
邮　　编：100021
E - mail：pmph @ pmph.com
购书热线：010-59787592　010-59787584　010-65264830
印　　刷：北京盛通印刷股份有限公司
经　　销：新华书店
开　　本：710 × 1000　1/16　印张：9
字　　数：124 千字
版　　次：2024 年 9 月第 1 版
印　　次：2024 年 10 月第 1 次印刷
标准书号：ISBN 978-7-117-36728-8
定　　价：68.00 元

打击盗版举报电话：010-59787491　E-mail：WQ @ pmph.com
质量问题联系电话：010-59787234　E-mail：zhiliang @ pmph.com
数字融合服务电话：4001118166　E-mail：zengzhi @ pmph.com

序

随着我国人口结构变化和老龄化，神经系统疾病的患病率逐年攀升。这些疾病给个人、家庭和社会带来了沉重的负担，是我国面临的一项重大卫生和社会问题。认识并积极科学地应对神经系统疾病尤为迫切和重要。

首都医科大学宣武医院神经内科的医护专家团队精心编撰了本套科普丛书，包含《科学应对脑卒中》《科学应对头晕》《科学应对头痛》《科学应对睡眠障碍》《科学应对阿尔茨海默病》《科学应对帕金森病》《科学应对癫痫》和《科学应对神经系统罕见病》。本丛书旨在以科学的方式传播神经系统疾病相关知识，从这些疾病的概念、症状、诊断、治疗、照护及预防等方面阐述疾病特点，提供健康生活方式和合理饮食的建议及指导，增加大众对疾病的认知，增强大众的保健意识，提高大众的健康水平和生活质量。

本丛书各分册均以漫画形式开篇，简要介绍每类疾病，之后以问答形式、通俗易懂的语言、生动形象的插图以及科普短视频，深入浅出地介绍了这些疾病的相关专业知识，帮助大众正确认识这些疾病，传播科学的健康观念，提升非医学专业人群对神经系统相关疾病的理解和认识，促进主动健康。

首都医科大学宣武医院作为国家神经疾病医学中心，践行责任担当，提升服务意识，以人民健康为中心，以医学科普的方式服务人民群众，推动全民健康，从而增强人民群众获得感、幸福感和安全感。希望本丛书能对广大读者有所裨益，为实现健康中国的目标贡献一份力量。

中国科学院院士

2024 年 5 月

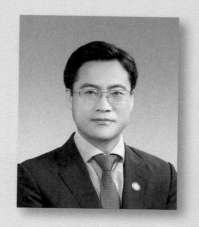

郝峻巍　主任医师,教授,博士研究生导师,国家杰出青年科学基金获得者。

- 首都医科大学宣武医院副院长　神经内科主任
- 国家神经疾病医学中心副主任　医学部主任
- 全国高等医学院校《神经病学》(第9版)教材主编
- 中国医师协会神经内科医师分会候任会长
- 北京医学会神经病学分会候任主任委员

从事神经病学医教研工作20余年。主持并参与国家自然科学基金委员会重大项目、国家重点研发计划等课题共30余项,在 *PNAS*、*JAMA Neurol*、*Neurology* 等杂志发表SCI论文100余篇,主编著作12部,以第一发明人授权专利16项。先后获得第九届树兰医学青年奖、第二十四届吴阶平－保罗·杨森医学药学奖等多项荣誉。

主编说
(视频)

前 言

　　脑卒中具有高发病率、高致残率、高死亡率的特点，给社会和家庭带来了沉重的经济负担。据统计，我国现有脑卒中患者已达2 000多万例，每年新增脑卒中患者数百万例。虽然脑卒中在我们身边时有发生，但是大众对脑卒中的认识往往不够，对如何应对脑卒中存在恐惧和盲从心理。因此，促进大众正确认识脑卒中，理性把握科学的预防手段和救治策略，对降低脑卒中的患病率、及时挽救患者生命具有重要价值，这也是本书的编写初心。为此，本书诚挚邀请了脑卒中领域的医护专家，对大众关心的脑卒中常见问题进行讲解，希望为脑卒中的防治事业贡献绵薄之力。

　　本书内容全面、系统，共分为六篇，涵盖脑卒中的基本概念认识、症状、就诊、治疗、照护和预防等方面。采用一问一答形式，每篇围绕患者或大众对脑卒中的各种疑问，由医护专家结合临床经验和科学研究给予通俗易懂的详细回答，同时配以生动插图，帮助读者轻松理解医学术语和复杂的概念。第一篇，引导读者正确认识脑卒中的概念，了解基本分类和潜在病因。第二篇，描述脑卒中的常见症状及识别方法。第三篇，详细介绍脑卒中就医筛查的常用检查手段。第四篇，深入阐述脑卒中各种治疗方法的优劣和治疗选择时机。第五篇，重点介绍脑卒中居家护理的实用方法。第六篇，关注日常生活中预防脑卒中的注意事项。

我们希望本书能够为广大读者提供脑卒中预防和救治方面的实用信息，以期提高大众对脑卒中的早期识别和救治能力，帮助脑卒中患者尽早康复，早日回归社会。本书虽然经过精心撰写和反复修改，但仍存在不足之处，期待广大读者在阅读过程中提出宝贵意见和建议。

郝峻巍

2024 年 5 月

目 录

开篇漫画

第一篇
认识脑卒中

1. 什么是脑卒中?   8

2. 中风、脑卒中、脑血管病是一回事吗?   9

3. 脑梗死、脑出血都是脑卒中吗?   10

4. 脑梗死的原因有哪些?   11

5. 脑出血的原因有哪些?   13

6. 脑内也有静脉吗? 静脉也会堵塞吗?   15

7. 烟雾病是大脑"冒烟"了吗?   16

8. 脑卒中会遗传吗?   17

9. 患有脑卒中会有生命危险吗?   19

10. 患有脑卒中一定会有后遗症吗?   20

11. 脑卒中会复发吗?   22

第二篇

症状篇

1. 早期识别脑卒中的"中风 120/BEFAST"口诀
是什么?   24

2. 脑卒中的常见表现有哪些?   26

3. 突发头痛、恶心、呕吐是患有脑卒中吗?   28

4. 出现"天旋地转"的头晕是患有脑卒中吗?   29

5. 出现口角歪斜是患有脑卒中吗?   30

6. 出现言语不清是患有脑卒中吗?   31

7. 出现肢体不灵活是患有脑卒中吗?   32

8. 出现面部、肢体麻木是患有脑卒中吗?   33

9. 突发视物模糊是患有脑卒中吗?   34

10. 情绪激动后出现晕倒是患有脑卒中吗?   35

11. 一侧手腕的脉搏触摸不到是什么情况?   36

12. 出现肢体无力数分钟后缓解是患有脑卒中吗?   37

13. 肩颈部按摩后为何会出现脑梗死?   38

第三篇

就诊篇

1. 什么情况下需要进行脑卒中筛查?　40

2. 脑卒中筛查包括哪些检查?　41

3. 血液检查能发现脑卒中的危险因素吗?　43

4. 脑卒中为什么要进行 MRI 和 CT 检查?
   两者有什么区别?　45

5. 进行脑 MRI/CT 检查后为什么还要进行脑血管
   超声检查?　47

6. 脑血管超声用于检查哪些内容?　48

7. 血管超声检查发现的斑块会脱落堵塞血管吗?　50

8. 数字减影全脑血管造影(DSA)和磁共振血管成
   像(MRA)、头颈 CT 血管造影(CTA)三种检查
   有什么区别?　52

9. 哪些情况需要进行脑血管造影检查?　55

10. 脑血管造影检查前后的注意事项有哪些?　57

第四篇

治疗篇

1. 突发言语不清、肢体瘫痪,能否观察一段时间再
   就医?　60

2. 脑卒中都能进行溶栓治疗吗？ 62

3. 脑卒中进行溶栓治疗一定有效吗？ 64

4. 取栓治疗是什么？与溶栓治疗有哪些区别？ 66

5. 急性缺血性脑卒中除了溶栓、取栓治疗还有其

他治疗方法吗？ 68

6. 什么情况下需要做脑血管支架手术？ 70

7. 脑动脉支架手术后需要服药吗？还会复发吗？ 72

8. 脑出血都需要进行手术治疗吗？ 74

9. 蛛网膜下腔出血需要进行手术治疗吗？ 75

10. 服用什么药物能预防脑卒中复发？ 76

11. 脑卒中后出现失语症怎么办？ 78

12. 脑卒中偏瘫患者可以进行居家康复锻炼吗？ 80

第五篇

照护篇

1. 居家患者突发脑卒中如何应对？ 86

2. 脑卒中患者经口进食有哪些注意事项？ 88

3. 脑卒中患者发生噎呛怎么办？ 90

4. 脑卒中偏瘫患者如何进行良肢位摆放？ 93

5. 如何协助脑卒中偏瘫患者进行翻身？ 97

6. 脑卒中偏瘫患者如何穿脱衣物？ 101

7. 脑卒中偏瘫患者如何进行床—轮椅的转移？ 102

8. 脑卒中卧床患者居家时如何预防肺部感染? 　　104

9. 脑卒中卧床患者如何预防压力性损伤? 　　106

10. 脑卒中患者如何预防下肢深静脉血栓形成? 　　108

11. 如何进行胃管的居家护理? 　　110

12. 如何进行尿管的居家护理? 　　112

13. 脑卒中伴尿失禁患者如何进行居家护理? 　　114

14. 居家脑卒中患者如何预防跌倒和坠床? 　　115

15. 脑卒中患者应用抗血栓药物有哪些注意事项? 　　117

第六篇

预防篇

1. 脑卒中的危险因素有哪些? 　　120

2. 如何预防脑卒中? 　　122

3. 脑卒中是中老年人的专属疾病吗? 　　124

4. 运动可以预防脑卒中吗? 　　125

5. 脑卒中患者需要多久到医院复查一次? 　　126

6. 定期输液能预防脑卒中吗? 　　127

7. 脑血管有斑块形成会影响正常生活吗? 　　128

8. 腔隙性脑梗死需要重视吗? 　　129

9. 脑卒中发病与季节有关吗? 　　130

参考文献

开篇

漫画

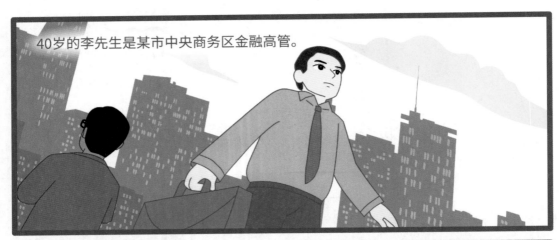

40岁的李先生是某市中央商务区金融高管。

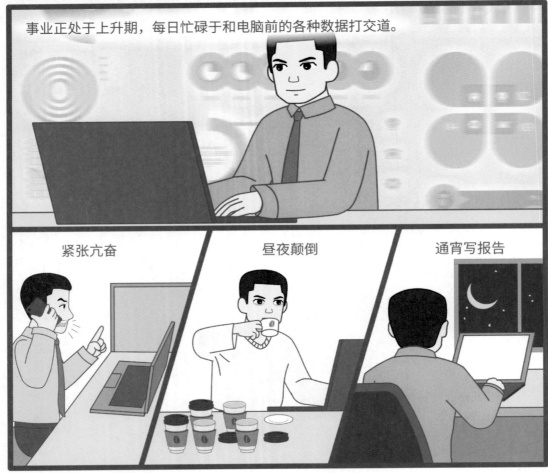

事业正处于上升期，每日忙碌于和电脑前的各种数据打交道。

紧张亢奋

昼夜颠倒

通宵写报告

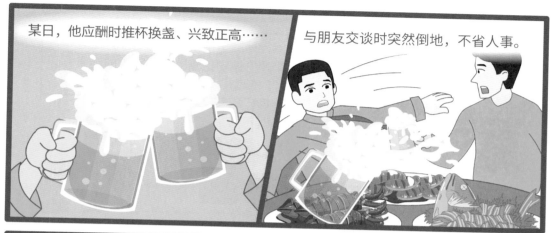

某日，他应酬时推杯换盏、兴致正高……

与朋友交谈时突然倒地，不省人事。

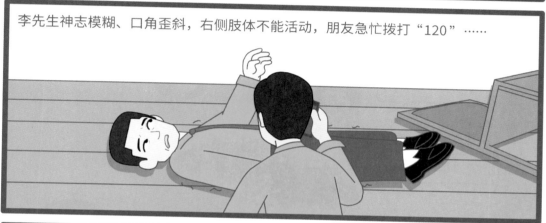

李先生神志模糊、口角歪斜，右侧肢体不能活动，朋友急忙拨打"120"……

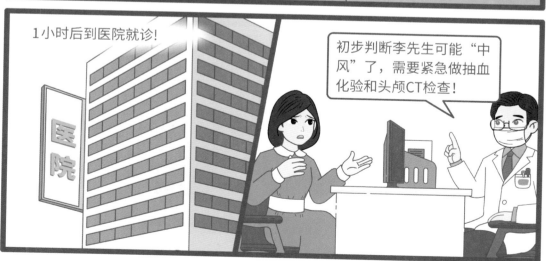

1小时后到医院就诊！

初步判断李先生可能"中风"了，需要紧急做抽血化验和头颅CT检查！

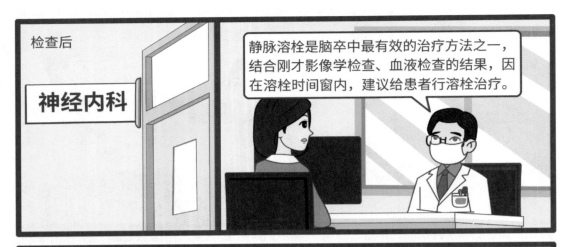

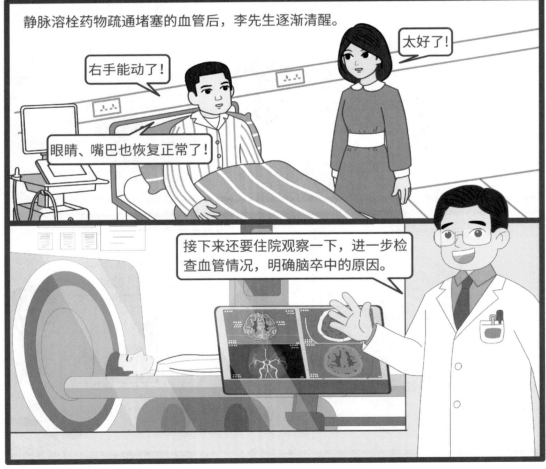

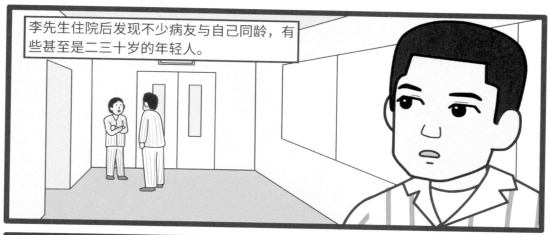

李先生住院后发现不少病友与自己同龄，有些甚至是二三十岁的年轻人。

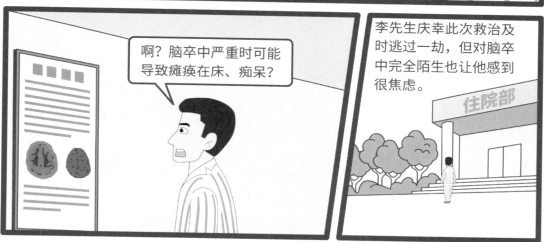

啊？脑卒中严重时可能导致瘫痪在床、痴呆？

李先生庆幸此次救治及时逃过一劫，但对脑卒中完全陌生也让他感到很焦虑。

住院部

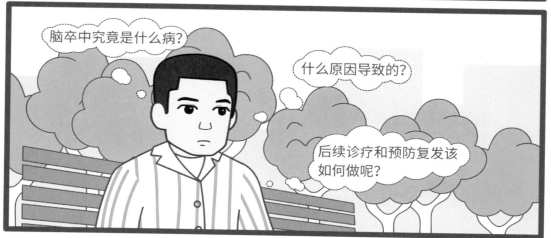

脑卒中究竟是什么病？

什么原因导致的？

后续诊疗和预防复发该如何做呢？

PART

1

第一篇
认识脑卒中

1. 什么是脑卒中？

脑卒中是指脑血管突然堵塞导致脑组织缺血坏死或脑血管突然破裂出血。脑组织缺血坏死，也称"脑梗死"。脑出血俗称"脑溢血"。通常患者会突然出现一种或多种症状，如肢体不灵活甚至完全瘫痪、言语含糊不清、口眼歪斜、视物模糊、头晕、头痛、恶心、呕吐等，严重时可能出现昏迷、大小便失禁。

脑卒中是我国居民最常见的死因之一，有极高的致残风险，对患者本人、家庭及社会都会造成沉重的负担。脑卒中好发于中老年人群，但也有年轻化趋势，青年人甚至儿童都有可能患脑卒中。因此，充分认识脑卒中、掌握科学的应对方法有重要意义。

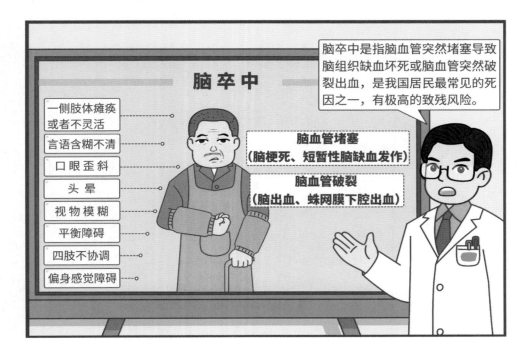

2. 中风、脑卒中、脑血管病是一回事吗？

中风、脑卒中、脑血管病可以粗略理解为一回事，本质上大同小异，是对同一类疾病的不同描述方法。

脑血管病是相对专业的名词，涵盖范围最广泛，指脑血管病变导致脑功能障碍的一类疾病的总称。脑血管病大致包括缺血性脑血管病、出血性脑血管病和其他类型。

脑卒中俗称"中风"，是通俗意义上讲的急性脑血管病。"中风"一词源于中医说法，用于描述这类疾病的发病特点——发病急骤、变化迅速，犹如一阵"邪风"来袭，直接将人击倒在地。按照现代医学观点，脑卒中主要指急性脑血管病，包括急性脑梗死、脑出血等。

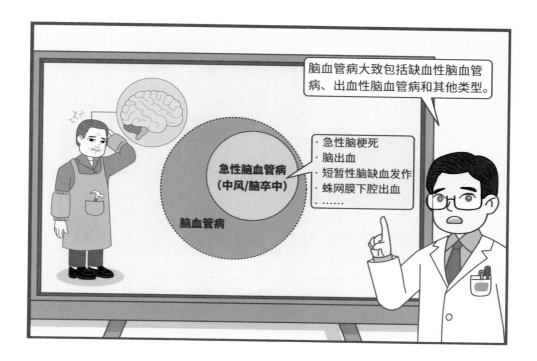

3. 脑梗死、脑出血都是脑卒中吗？

　　脑梗死、脑出血都是脑卒中，都可以导致脑细胞功能受损而表现出相似的卒中症状。脑梗死又称缺血性脑卒中，脑出血又称出血性脑卒中。

　　但两者的病因不同，脑梗死是因为脑血管堵塞后脑组织缺血导致的，而脑出血则是由于脑血管破裂导致的。

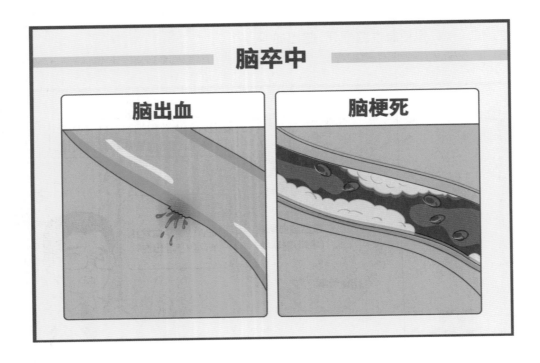

4. 脑梗死的原因有哪些?

脑梗死的原因有多种,大致可分为以下三方面原因:血管病变、心脏疾病、血液成分异常。

(1)**血管病变**:最常见的是动脉粥样硬化。其与高血压、糖尿病、高血脂、吸烟、饮酒等因素密切相关,上述因素可导致血管内皮损伤,动脉管壁失去弹性、增厚、变形、斑块形成。斑块逐渐增大变厚,阻塞血管腔,或斑块局部形成血栓,血栓被血流冲击,脱落后随血流堵塞脑血管,就会导致脑梗死发生。其他导致血管病变的原因有脑或全身性疾病导致的血管炎、脑血管先天发育异常等。

(2)**心脏疾病**:如心房颤动、心内膜炎、心房黏液瘤等心脏疾病,可在心脏内形成血栓,血栓脱落进入脑血管,也会导致脑梗死。此外,如果心脏内部存在通道,如房间隔缺损、卵圆孔未闭,血栓也可以流经异常通道进入脑血管,造成脑梗死。

（3）**血液成分异常**：血管内的成分异常可导致血液黏滞度增加形成血栓，任何一种血液成分过多，如红细胞、血小板等，均易形成血栓。例如，一种叫作原发性血小板增多症的血液系统疾病，患者的血小板数量比正常人多很多，挤在血管腔里流通不畅，极易导致血栓形成。有些血栓也可能来自外界，如骨折导致的脂肪栓子、感染引起的细菌栓子等，也可以随血流流动阻塞脑血管。

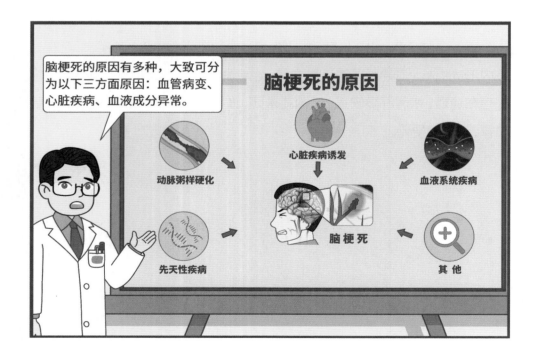

5. 脑出血的原因有哪些?

各种原因引起的血管破裂均可导致脑出血。最常见的是高血压,长期血压控制不佳可导致小动脉结构改变,血管壁变硬变脆,在血流冲击下血管更易破裂。有些脑血管有特殊的解剖结构,供血血管呈直角发出,相当于血流经常在这个位置"急转弯",在长期高血压快速血流的冲击下,这些位置的血管比较容易破裂,从而导致高血压脑出血。

血管的先天畸形、动脉瘤破裂,也会引起脑出血。在老年人群中,尤其是高龄老年人中,常出现一种脑叶出血,可能与淀粉样血管变性有关。此外,某些血液病或服用抗凝药物,均可影响凝血功能,导致脑出血。但这些是相对少见的原因。

这里所说的脑出血多指自发性脑出血,脑外伤引起的不包括在内。

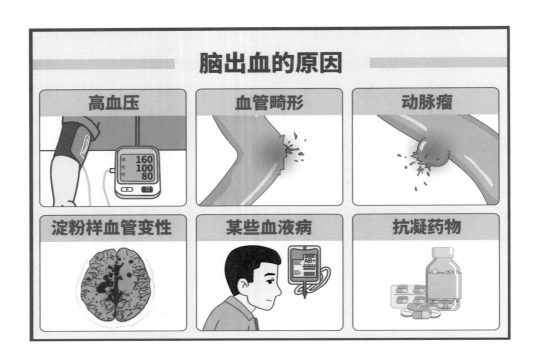

脑出血的原因

高血压 | 血管畸形 | 动脉瘤

淀粉样血管变性 | 某些血液病 | 抗凝药物

6. 脑内也有静脉吗？静脉也会堵塞吗？

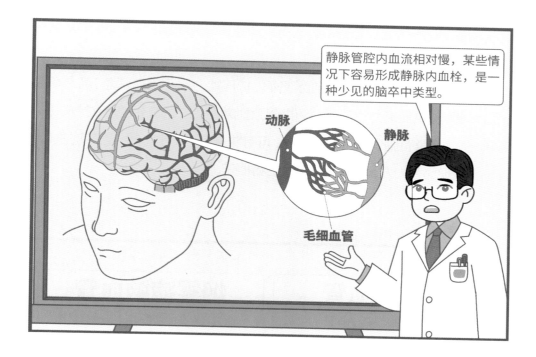

静脉管腔内血流相对慢，某些情况下容易形成静脉内血栓，是一种少见的脑卒中类型。

动脉

静脉

毛细血管

脑内有动脉也有静脉。如果说动脉是"供水管"，那么静脉就相当于人体的"下水管"。静脉因其管壁较动脉薄且弹性差，管腔内血流相对慢，某些情况下容易形成静脉内血栓，是一种少见的脑卒中类型，约占所有脑卒中的0.5%~1.0%。与脑动脉堵塞不同，静脉系统疾病多有头痛、呕吐、视力下降，严重的可昏迷不醒，还有些少见症状，如发热、肢体抽搐、幻觉、行为异常等。

7. 烟雾病是大脑"冒烟"了吗?

烟雾病是一种脑血管畸形。脑内大动脉狭窄或闭塞,其周围有异常新生血管出现,脑血管检查上显示像升腾的烟雾一样,因此而得名"烟雾病"。这些新生的小血管结构不完整,血管壁薄,抗压能力比正常血管差,容易破裂出血。此外,供血能力也不强,提供给周围脑组织的血液不足以支持其正常需求,患者经常有脑供血不足的表现,可有头痛、手脚无力、反应迟钝、失眠,儿童会表现为智力发育异常,也可发生脑梗死。

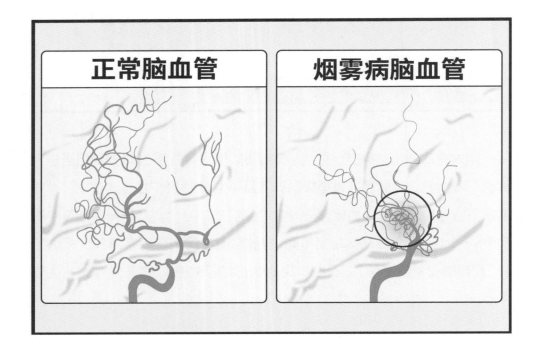

8. 脑卒中会遗传吗?

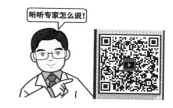

听听专家怎么说!

大多数脑卒中同时受遗传及环境因素影响，有一定的家族聚集倾向。除了携带类似的脑卒中易感基因外，同一家族的成员，大多有类似的生活习惯，如吸烟、饮酒、运动量小、睡眠不足、高油高糖高盐饮食等。此外，同一家族的成员还可能患有相同的基础疾病，如高血压、糖尿病等，这些因素使整个家族患脑血管病的风险高于普通人群。但这并不表示父母患有脑卒中，子女就肯定会患有脑卒中。即使携带相同的易感基因，通过改变生活习惯，控制体重，及时控制血压、血糖等预防措施，子女也可能不患有脑卒中。

然而，少数脑卒中与遗传密切相关，这类脑卒中通常是由某个致病基因突变导致的遗传性脑血管病，如皮质下梗死伴白质脑病的常染色体显性遗传性脑动脉病(cerebral autosomal dominant arteriopathy with subcortical infarct and leukoencephalopathy，CADASIL)，若一方父母患有该病，则子女患病的概率可达50%，需要到专业机构进行遗传咨询。

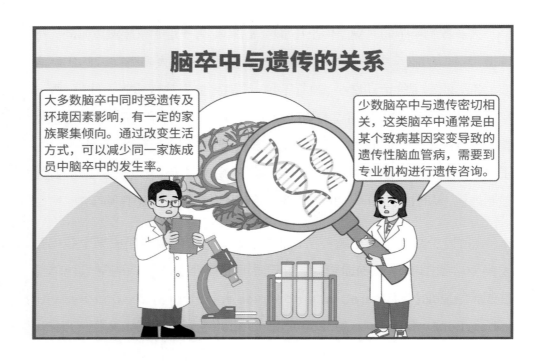

脑卒中与遗传的关系

大多数脑卒中同时受遗传及环境因素影响，有一定的家族聚集倾向。通过改变生活方式，可以减少同一家族成员中脑卒中的发生率。

少数脑卒中与遗传密切相关，这类脑卒中通常是由某个致病基因突变导致的遗传性脑血管病，需要到专业机构进行遗传咨询。

9. 患有脑卒中会有生命危险吗？

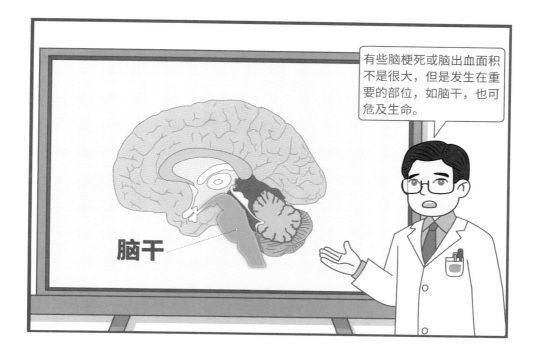

有些脑梗死或脑出血面积不是很大，但是发生在重要的部位，如脑干，也可危及生命。

脑干

　　小面积的脑梗死或脑出血和短暂性脑缺血发作，一般不会有生命危险。但是，如果是大脑半球大面积的脑卒中，那么患者病情就相对较重，脑水肿明显，可出现昏迷、肢体完全不能活动、肢体抽搐、不能进食、不能饮水、大小便失禁等表现，患者就会有生命危险。有些脑梗死或脑出血面积不是很大，但是发生在重要部位，如脑干（脑干是"生命中枢"所在，患者可出现神志不清、高热、四肢完全瘫痪，甚至不能维持正常的呼吸和心跳），也可危及生命。

10. 患有脑卒中一定会有后遗症吗?

脑卒中是一种极具高致残风险的疾病,致残率可达半数以上,有相当一部分脑卒中患者会留有后遗症。脑卒中的后遗症包括运动功能障碍、语言功能障碍、吞咽功能障碍、认知功能障碍等。

（1）患者可能遗留不同程度的肢体瘫痪,影响日常站立、行走、持物、平衡,需要拄拐、坐轮椅,甚至长期卧床;

（2）部分患者言语含糊不清、表达困难或听不懂他人说话,甚至完全丧失语言功能;

（3）有些患者遗留进食饮水呛咳,严重者只能通过留置胃管进食;

（4）还有部分患者遗留智能减退,容易忘事、丢三落四、出门迷路、不认识家人、不会做家务、不知道吃饭和如厕,甚至生活不能自理。

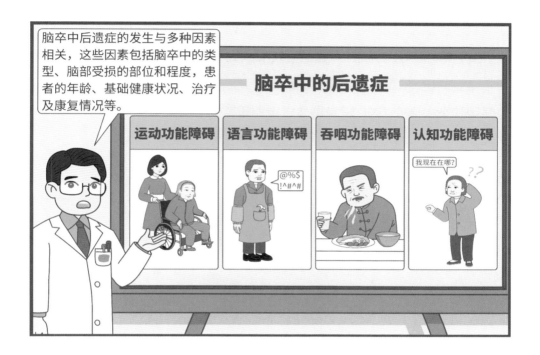

值得注意的是，脑卒中后遗症的发生与多种因素相关，这些因素包括脑卒中的类型（如脑梗死或脑出血）、脑部受损的部位和程度，患者的年龄、基础健康状况、治疗及康复情况等。早期诊断和及时治疗能够降低脑卒中后遗症的发生风险，而且积极的康复训练能促进患者功能恢复。

11. 脑卒中会复发吗？

脑卒中复发与多种因素有关，这些因素包括既往疾病、危险因素控制不佳、治疗不规范等。例如，有脑血管狭窄、心房颤动等相关疾病；不良生活习惯未得到纠正；高血压、糖尿病、高血脂、肥胖等危险因素控制不佳；没有规范服用脑卒中治疗药物、没有按要求定期复查等。

反复多次复发脑卒中更容易出现后遗症，需要引起重视，从各个环节上积极进行调整。

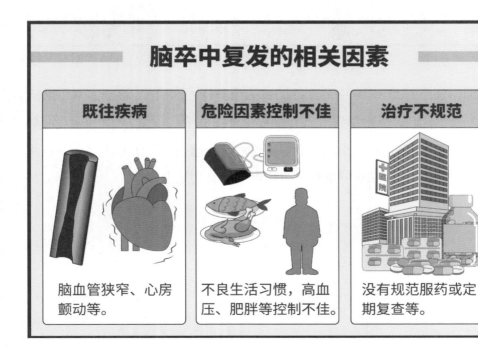

脑卒中复发的相关因素

既往疾病	危险因素控制不佳	治疗不规范
脑血管狭窄、心房颤动等。	不良生活习惯，高血压、肥胖等控制不佳。	没有规范服药或定期复查等。

PART 2

第二篇
症状篇

1. 早期识别脑卒中的"中风 120/BEFAST"口诀是什么?

"中风 120"和"BEFAST"口诀可以帮助人们早期识别脑卒中。

"中风 120"口诀的三个数字分别代表:

"1——看一张脸",即观察患者面部,观察面部是否左右对称,有没有口角歪斜、面纹不对称等现象。

"2——查两只胳膊",即双上肢平举,是否出现单侧落下,是否存在一侧肢体无力或不灵活等现象。

"0"是取其谐音,"0(聆)听语言",即让患者说话,是否有吐字不清,表达困难。

如果观察到上述任何突发症状,则应立即拨打急救电话"120",尽快送医。

在既往"FAST"口诀基础上增加了后循环缺血症状的"BEFAST"口诀,**6 个英文字母分别代表 6 个脑卒中早期症状:**

B(balance),即平衡,指行走不稳。

E(eye),即眼睛,指突然出现的单侧视力障碍。

F(face),即脸部,指面部左右不对称。

A(arm),即上肢,指抬起双侧上肢时,出现一侧手臂无力。

S(speech),即言语,指言语不清。

T(time),即时间,指突然出现上述症状,应立即拨打急救电话。

国际通用"FAST"口诀,但相比之下,"中风 120"口诀对我国脑卒中患者来说,更容易理解记忆。结合口诀内容,脑卒中患者能尽早识别脑卒中发作,及时就医。

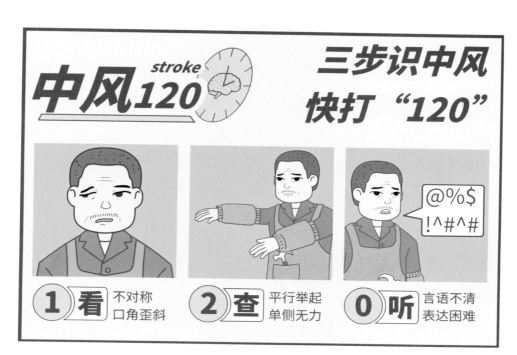

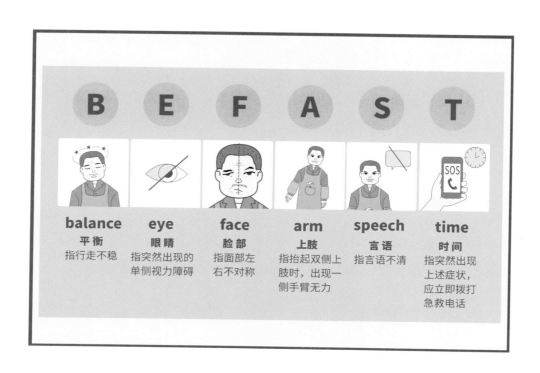

2. 脑卒中的常见表现有哪些?

（1）**肢体无力**：突然出现单侧上肢或下肢无力，或同侧上肢和下肢同时出现活动不灵活。肢体无力程度有轻有重，有的只是力量稍减弱，初期只是觉得肢体不适，但尚可活动，不影响肢体抬起、拿东西或行走；有的则是完全不能活动，上肢不能抬起，下肢不能维持站立或行走，甚至卧床不起。

（2）**口歪眼斜**：突发的嘴角下垂并歪向一侧，出现控制不住的流涎，一般同侧面部和眼角也会下垂。

（3）**言语障碍**：可有吐字含糊不清、说话不流利、不能正确表达想说的话、不能正确理解别人说话的意思等。

（4）**感觉异常**：除了常见的麻木感以外，还可有面部或身体麻木、发凉的感觉，有些患者将不适感描述为像用火烧、用针扎、如有蚂蚁爬过的感觉，走路时踩不实，好像踩在棉花上的感觉等。

（5）**视物模糊**：单眼或双眼看东西突然模糊不清，突然出现眼前发黑、视力下降、看东西有重影等。

（6）**行走不稳**：可能会出现走路不稳、失去平衡、易跌倒、上下肢协调性差、上肢摆动幅度下降或不一致等状况。

（7）**头晕**：伴有天旋地转感、站立或坐位时容易产生向一侧倾倒感、明明在陆地却好像坐船一样的漂浮感，也有患者仅表现为自觉头昏脑涨。

（8）**头痛**：头痛的部位和程度相差很大，多为胀痛或隐痛。蛛网膜下腔出血患者疼痛最为剧烈，常描述为"头部像被劈开一样疼痛"。脑出血患者头痛也很明显。

（9）**意识障碍**：有的患者感觉朦朦胧胧、常有睡不醒的感觉，有的患者则需要大声呼唤才能将其唤醒或根本不能唤醒。意识障碍是脑卒中较为严重的症状，脑出血患者多见，也见于大面积脑梗死患者，一旦出现，需要特别重视。

除以上常见症状外，脑卒中还可表现为其他症状，如情绪低落、反应迟钝、失眠、健忘、排尿困难、大小便失禁等。脑卒中患者的症状表现各不相同，一旦出现上述症状，应立即就医。

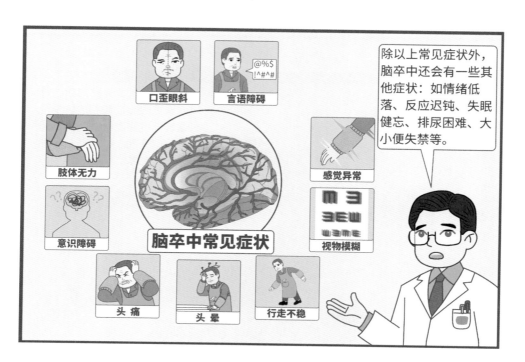

3. 突发头痛、恶心、呕吐是患有脑卒中吗？

　　突发头痛、恶心、呕吐有可能是脑卒中。虽然大部分脑梗死患者头痛症状不明显，但大面积脑梗死、脑出血、蛛网膜下腔出血和脑静脉系统血栓形成患者均可出现不同程度的头痛，常伴有恶心、呕吐。此外，脑卒中患者伴随血压明显增高或血压波动过大时，也会出现头痛症状。但头痛是一种单一的症状，其他疾病也可出现头痛症状，如偏头痛、血管性头痛、颅内肿瘤、脑炎、脑膜炎、青光眼、颈椎病等。因此，突发头痛、恶心、呕吐时，需要及时就医，在医生的指导下进一步检查，以确定病因，并进行针对性的治疗。

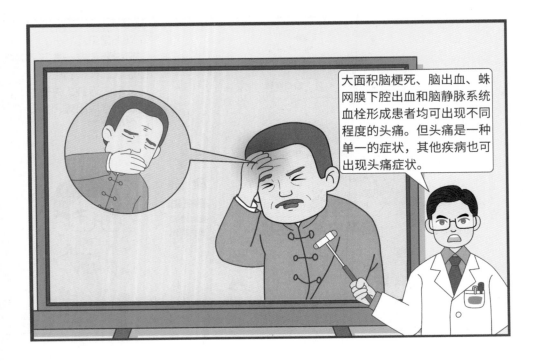

大面积脑梗死、脑出血、蛛网膜下腔出血和脑静脉系统血栓形成患者均可出现不同程度的头痛。但头痛是一种单一的症状，其他疾病也可出现头痛症状。

4. 出现"天旋地转"的头晕是患有脑卒中吗？

　　头晕可能与脑卒中有关，因为脑卒中可能会导致平衡中枢供血供氧不足，出现头晕症状。患有严重脑血管狭窄或脑血管闭塞者，由于脑组织长期缺血缺氧，可能出现反复发作的头晕，头晕程度可有不同，有些患者可有"天旋地转"的感觉，有些患者仅有头昏或没睡醒的感觉，有些患者还可能伴有恶心、呕吐、看东西重影、眼前发黑、吐词不清、肢体无力、走路不稳等症状。但"天旋地转"的头晕感，也可能是耳部疾病引起的，如耳石症。此外，血压过低、血压过高、严重贫血、颈椎病等疾病，都可能出现头晕。因此，出现头晕等不适时，应及时就医，明确诊断。

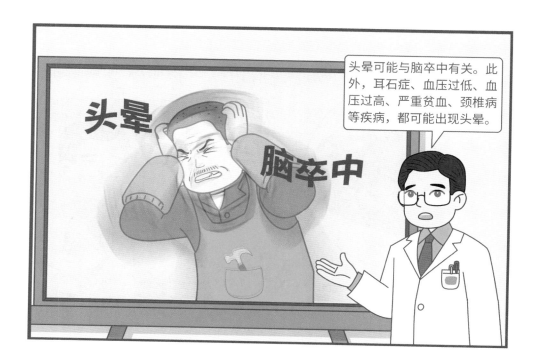

5. 出现口角歪斜是患有脑卒中吗？

　　口角歪斜是脑卒中的一种常见症状，患者常出现眼部以下的面部肌肉瘫痪，嘴角下垂并歪向一侧，流涎、不能吹口哨、说话漏气漏风，进食时食物容易积存于口腔患侧，咀嚼时也极易咬伤同侧的口腔黏膜。

　　口角歪斜多由大脑病变引起，但并非都由脑卒中引起，如特发性面神经麻痹或面神经炎导致的面部神经受损也可以有相似的表现，这类患者往往还伴有眼部、额部肌肉瘫痪，出现闭目不能、额纹消失。

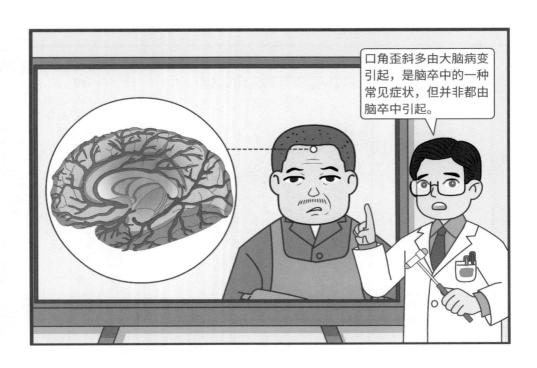

口角歪斜多由大脑病变引起，是脑卒中的一种常见症状，但并非都由脑卒中引起。

6. 出现言语不清是患有脑卒中吗?

　　言语不清多由脑部疾病引起,是脑卒中的常见症状。患者会出现说话不利索、咬字不清楚、语速变慢、"结结巴巴";有些患者虽吐字清晰但表达困难,只能用简单的词语或句子表达自己的意图,说错语、发错音,难以说出完整或复杂的句子;还有些患者甚至听不懂别人说话,答非所问。但是除了脑卒中以外,面部神经病变、舌肌病变、口腔病变、咽喉病变等影响发音肌肉和构造的疾病也可表现为言语不清,如面神经炎、口腔肿瘤等。此外,痴呆、帕金森病等还可影响大脑的语言中枢,导致语言障碍。一旦出现言语不清,要及时就医,明确诊断。

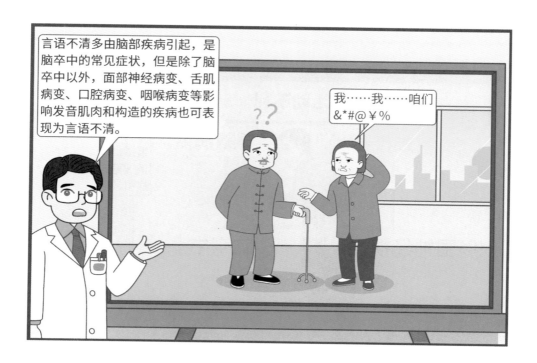

7. 出现肢体不灵活是患有脑卒中吗？

突然出现肢体活动不利，尤其是单侧上肢或下肢的无力，或同侧上肢和下肢同时出现活动不灵活，应首先考虑脑卒中。

肢体活动不灵活可以是一过性的，短暂出现后完全或部分恢复正常，也可以是持续不缓解的，甚至越来越严重。有些患者肢体活动不利是慢慢出现的，数日、数周，甚至数月才显现出来，这种情况可能是其他疾病引起的，如脑肿瘤、颈椎病、脊髓炎、肌萎缩等。

因此，出现肢体活动不利，应及时就医，不可拖延，以免耽误治疗。

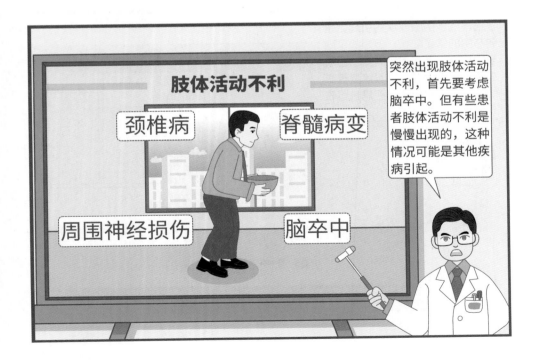

8. 出现面部、肢体麻木是患有脑卒中吗?

面部及肢体麻木可能是脑卒中引起的。大多数脑卒中患者存在一侧肢体及身体麻木,可有一侧面部麻木,有时是舌或嘴唇麻木,也可有发木、发凉、烧灼感等,还有些患者轻微触碰其面部或肢体便感觉疼痛(此种情况称为痛觉过敏)。此外,脑卒中患者存在面部或肢体麻木的同时多伴有头晕、头痛、言语不利、肢体瘫痪等症状。

面部及肢体麻木也可能是其他疾病的表现,如周围神经病、末梢神经炎、颈椎病或腰椎间盘突出症等。例如,单独的手足麻木,尤其是双手或双足存在类似戴手套或穿袜子一样的感觉,有可能是糖尿病周围神经病变等引起的。出现麻木症状时,建议明确病因后进行针对性治疗。

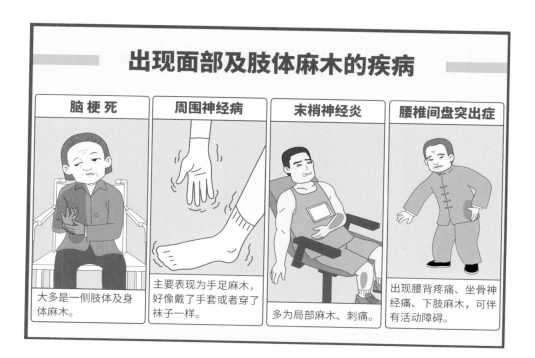

出现面部及肢体麻木的疾病

脑梗死	周围神经病	末梢神经炎	腰椎间盘突出症
大多是一侧肢体及身体麻木。	主要表现为手足麻木,好像戴了手套或者穿了袜子一样。	多为局部麻木、刺痛。	出现腰背疼痛、坐骨神经痛、下肢麻木,可伴有活动障碍。

9. 突发视物模糊是患有脑卒中吗?

　　脑卒中可能出现单眼或双眼视物不清,可表现为看东西不清楚、模糊、不聚焦、重影等。有些患者存在视野缩小,有一部分区域看不到或看不清。但并不是所有的看东西不清楚都是由脑卒中引起的,也有可能是由于眼部疾病(如近视、白内障、青光眼等)、糖尿病或其他因素导致的。近视导致的视物模糊,可通过戴眼镜矫正,但脑卒中引起的视物模糊则不能通过戴眼镜而改善。双眼看物体出现重影,即复视,遮挡一侧眼睛则复视消失,多由支配眼球运动的某肌肉无力或麻痹所致,可见于脑卒中及其他神经科疾病,如脑动脉瘤、糖尿病周围神经病变、重症肌无力等,也可有眼痛、头痛等症状。突然出现看东西模糊不清,可首先考虑脑卒中的可能。

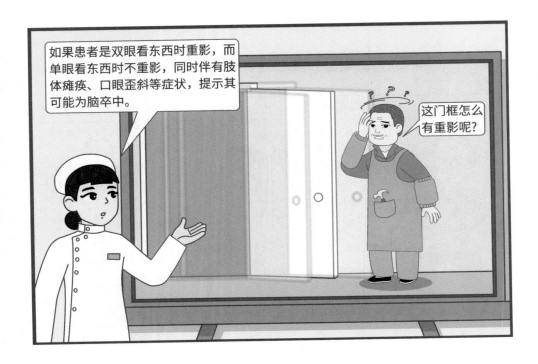

如果患者是双眼看东西时重影,而单眼看东西时不重影,同时伴有肢体瘫痪、口眼歪斜等症状,提示其可能为脑卒中。

这门框怎么有重影呢?

10. 情绪激动后出现晕倒是患有脑卒中吗？

"气得我都要脑出血了！"这句生气时的口头禅，竟然有可能是真的。情绪激动、过度紧张焦虑的情况下，血管会受到刺激，可以导致心跳加快、血压突然升高，引起脑血流量增加，有些患者会出现突然的意识丧失，摔倒在地，严重时可伤到头部或身体。有些患者表示虽然自己知道发生了什么事情，但仍会控制不住地跌倒。这类症状持续时间长短不等，数秒至数十分钟不等，甚至持续更长的时间。情绪激动多为高血压脑出血的诱因，血压快速增高时，可能导致某些本就脆弱的血管破裂出血。但有些"晕倒"发生时患者完全不知情，此种情况常称为晕厥，可由心脏疾病导致。还有些患者生气后晕倒、抽搐，可能是癫痫发作、低血糖反应、精神分裂症或癔病等疾病。一旦出现上述症状，需到医院进行详细的体格检查和实验室检查等来帮助诊断。

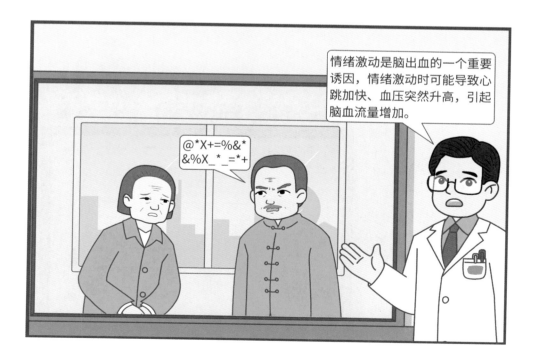

11. 一侧手腕的脉搏触摸不到是什么情况?

　　出现一侧手腕摸不到脉搏或脉搏相对于另一侧较弱的情况,首先考虑触摸的位置是否准确,可以在手腕接近拇指一侧进行多次的寻找、触摸。有些人因为血管发育异常或血管走行变异,如桡动脉走行较深,或皮下脂肪较厚而造成触摸困难,这类人虽然摸不到脉搏,但是不会对身体造成影响,不需要治疗。有些人是由于动脉血管病变导致,如大动脉炎、主动脉夹层、锁骨下动脉狭窄或闭塞,此时两侧手臂的血压不同,如果左右差值在 10mmHg左右则属于正常现象,如果大于 20mmHg 则属于异常现象,需要进行血管超声检查明确病因。除患者本人因素外,还可能是触摸脉搏的人手指感觉功能欠佳。因此,摸不到一侧的脉搏不要慌张;若多次触摸不到,则需及时就医检查。

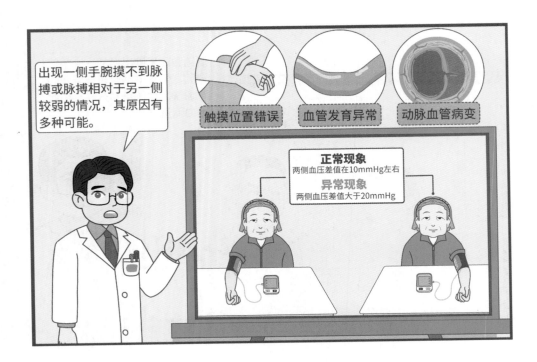

12. 出现肢体无力数分钟后缓解是患有脑卒中吗？

　　脑卒中的常见症状大多持续不缓解，但有一种特殊情况：这些症状突然发作持续一段时间，一般是数分钟，通常不超过 24 小时，可以有反复发作的言语不利、肢体无力、麻木、头晕、眼前发黑等，临床上称之为短暂性脑缺血发作(transient ischemic attack，TIA)。短暂性脑缺血发作可自行缓解，但并不能自愈。相当一部分的患者短期内反复发作，会进展为脑梗死。因此，一旦发生短暂性脑缺血发作，需积极检查病因，控制危险因素，预防复发和控制疾病进展。

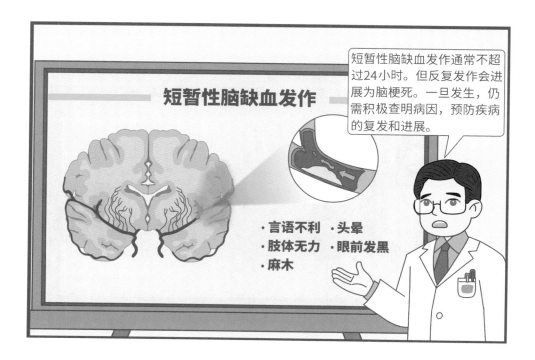

短暂性脑缺血发作

短暂性脑缺血发作通常不超过24小时。但反复发作会进展为脑梗死。一旦发生，仍需积极查明病因，预防疾病的复发和进展。

· 言语不利　· 头晕
· 肢体无力　· 眼前发黑
· 麻木

13. 肩颈部按摩后为何会出现脑梗死？

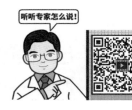

听听专家怎么说！

　　身体疲惫的时候，有些人会选择按摩放松，但在按摩力度和位置拿捏不准时（尤其是颈肩部按摩）有可能引发脑梗死。为什么按摩会导致脑梗死呢？人体血管管壁并非是单层的，而是由内、中、外膜多层结构构成，用力粗暴的推拿或外伤都可能造成这几层结构间撕脱剥离，从而发生血管夹层。颈部的重要动脉颈动脉或椎动脉损伤出现夹层后，进而形成血栓或发生血管腔狭窄闭塞、血栓脱落导致脑梗死。若患者存在颈动脉斑块，不适当的颈部按摩可能会导致颈动脉斑块脱落，引发脑梗死。此外，外伤、用力咳嗽、打喷嚏、举重物等，也可能造成颈动脉夹层。因此，按摩需谨慎，在日常生活中应注意保护颈部，避免过快、过度转头和牵拉。

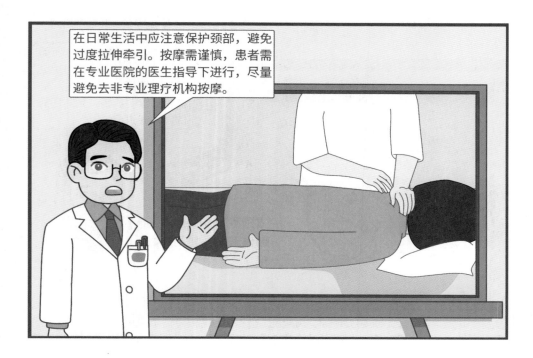

在日常生活中应注意保护颈部，避免过度拉伸牵引。按摩需谨慎，患者需在专业医院的医生指导下进行，尽量避免去非专业理疗机构按摩。

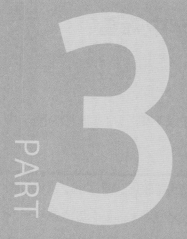

PART

3

第三篇
就诊篇

1. 什么情况下需要进行脑卒中筛查?

脑卒中可防可治,早期筛查尤为重要。存在以下情况的人被称为脑卒中高危人群,需要进行脑卒中筛查。

中老年人群,无论男女,均建议筛查;曾诊断高血压、糖尿病、冠状动脉粥样硬化性心脏病、高脂血症、心房颤动、其他心脏疾病、肢体动脉粥样硬化性疾病者;家族中有成员诊断脑卒中,即父母、兄弟姐妹、子女中或三代以内血亲患有脑血管病者;有不良生活习惯或不良嗜好者,如喜好高盐、高脂、高糖饮食者,吸烟、饮酒、缺乏运动或体力活动少者;超重或肥胖者;有睡眠呼吸暂停综合征(俗称打鼾)、偏头痛史者;长期口服避孕药者。

此外,如出现一过性肢体无力、麻木、言语含糊、口角歪斜、眼前发黑、视物重影、头晕等,无论是否存在上述情况,均需要进行脑卒中筛查。

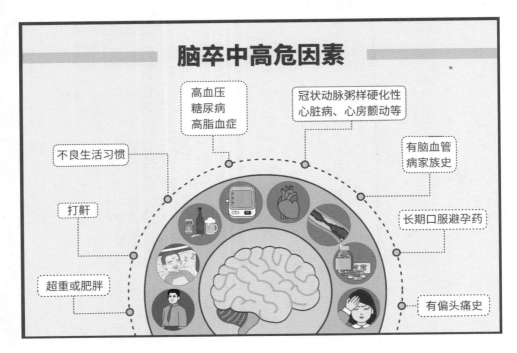

2. 脑卒中筛查包括哪些检查?

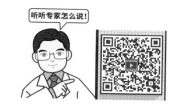

听听专家怎么说!

脑卒中筛查包括体格检查、血液检查、影像学检查、心脏检查等。

（1）**体格检查**：测量血压、心率、脉搏，血压需要测量双上肢血压，就诊前有类似脑卒中症状发作的患者，需进行神经科专科查体。

（2）**血液检查**：包括血常规、血生化（至少包括血糖、血脂、肝肾功能、同型半胱氨酸）、凝血功能、糖化血红蛋白等检查，可帮助排查与脑血管病相关的危险因素。

（3）**影像学检查**：包括颅脑影像（头颅 CT 或 MRI）、脑血管影像（颈动脉超声、经颅多普勒超声、CT 血管造影、磁共振血管成像）等，通过检查脑组织和脑血管，有助于发现脑梗死、脑出血病灶，了解是否存在动脉粥样硬化和脑血管狭窄。

（4）**心脏检查**：包括心电图、24 小时动态心电图、心脏超声等，可用于评估是否存在心率异常、心脏结构异常，是否存在心脏来源的栓子等。

有特殊症状的患者，可能需要进行其他检查，如伴有类似癫痫发作的患者需要进行脑电图检查；诊断不明确或病因不明的患者，可能需要进行腰椎穿刺，抽取脑脊液进行实验室检查；有脑卒中家族史的患者，需要根据遗传方式决定是否进一步行基因检测。但这些检查不是脑卒中筛查的基本项目。

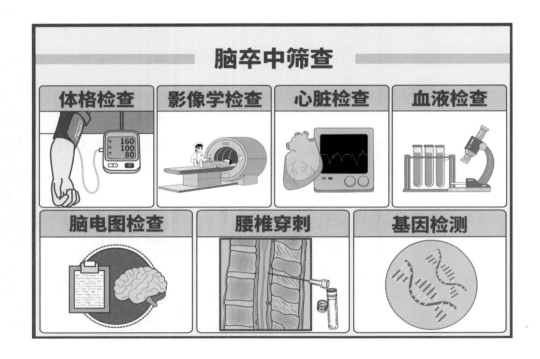

3. 血液检查能发现脑卒中的危险因素吗？

血液检查可以发现脑卒中的危险因素，如血液中是否存在促进血栓形成的成分，或促进动脉硬化的成分。

血常规检查：如贫血可增加脑组织缺血风险，血小板数量增多易导致血栓形成，血小板数量减少则增加出血风险。

血生化检查：高血糖会增加动脉粥样硬化的发生风险；高血脂（尤其是低密度脂蛋白增高）是导致动脉粥样硬化的重要因素；肝肾功能异常提示系统性疾病可能影响脑卒中的预防用药；高同型半胱氨酸血症会增加脑梗死和动脉粥样硬化的发生风险。

高凝状态可导致血栓形成；凝血时间延长则出血风险增加；糖化血红蛋白提示 2~3 个月内血糖的控制情况等。

此外，特殊原因导致的脑卒中可能需要做其他检查，如怀疑血管炎的患者，可能需要检测免疫相关标志物。

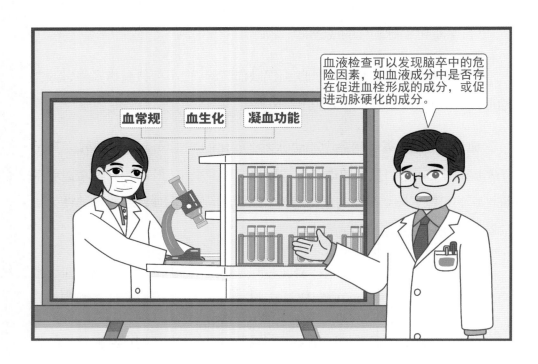

4. 脑卒中为什么要进行 MRI 和 CT 检查？两者有什么区别？

　　MRI 和 CT 检查都是常用的检查脑疾病的影像学手段。两种检查能发现脑梗死和脑出血的病灶。如果怀疑是脑卒中，则需要进行这两项检查，但两者存在一定区别。

　　CT 检查价格相对低廉，使用范围广，对脑出血、骨折较敏感，怀疑脑出血、脑外伤的患者，适合优先选择 CT 检查。急诊患者病情急重，CT 检查速度快，一般只需要数分钟，因此急诊患者适合优先选择 CT 检查。但 CT 检查的缺点是不易发现体积较小的病灶和脑梗死早期改变，并且 X 线有辐射，不适用于备孕或孕期人群。

　　相比 CT 检查，MRI 检查对于小的梗死灶显示更清晰。对于脑梗死超早期较敏感。有多次脑梗死病史的患者，颅内病灶较多，MRI 检查可以准确分辨出新发梗死灶和陈旧梗死灶。此外，MRI 检查不接触射线，育龄妇女检查相对安全。但 MRI 检查的缺点是扫描时间较长，一般急诊就诊的患者不推荐优先选择 MRI 检查；病情危重、伴有幽闭恐惧症的患者可能难以坚持完成 MRI 检查；对于有固定非钛合金体内金属植入物的患者也不适用。

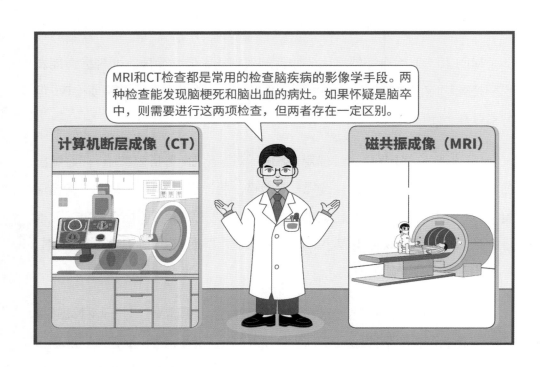

5. 进行脑 MRI/CT 检查后为什么还要进行脑血管超声检查?

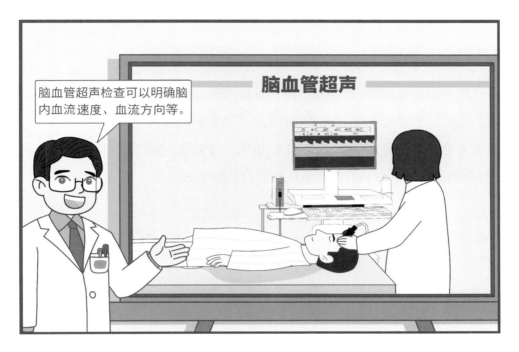

脑 MRI/CT 检查和脑血管超声检查完全不同,互相不能替代。

MRI/CT 检查主要用于检查脑实质内有无病灶,能够发现脑梗死、脑出血病灶。脑血管超声检查主要是为了明确脑血流情况,如有没有血管流速增快、减慢,甚至无血流流过,血流方向是否改变。脑血管超声检查不仅可以发现脑血管狭窄、闭塞,还可以判断有无动脉粥样硬化,有无斑块形成,斑块性质如何,推测斑块是否容易脱落,以及管腔内是否有血栓形成。

例如,将"房屋结构"比作人的大脑,MRI/CT 检查可以检查脑组织,相当于通过 MRI/CT 检查可以看到"房屋的墙和门窗,但是看不到墙壁内的管线",而脑血管超声检查可以检查颅内外血管,相当于能够探查房屋内的"管线"。

6. 脑血管超声用于检查哪些内容?

　　脑血管超声一般指经颅多普勒超声和颈动脉超声,两者都是针对脑血管的无创性超声检查手段,但检查部位、检查内容有所不同。

　　经颅多普勒超声,即通常所说的脑血流图,是采用多普勒超声技术探测脑血流情况的检查手段。经颅多普勒超声主要探测颅内动脉的血流速度,判断有无血管狭窄及狭窄程度、血管代偿情况等信息,但无法检查血管壁的情况,不能回答是否存在斑块及斑块是否容易脱落的问题。

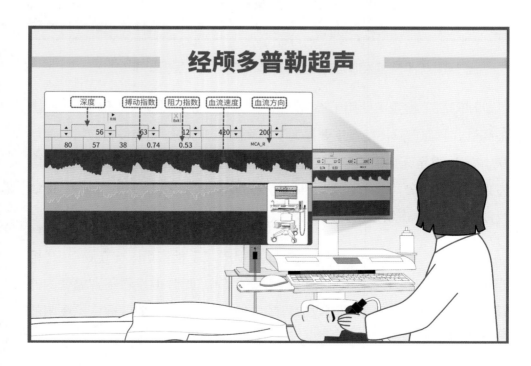

经颅多普勒超声

| 深度 | 搏动指数 | 阻力指数 | 血流速度 | 血流方向 |

颈动脉超声用于检查颈部大血管（包括颈动脉、椎动脉、锁骨下动脉），可以探测血流速度和血流方向，还可检测血管壁结构，提示血管壁是否增厚，判断是动脉粥样硬化导致血管壁增厚还是血管炎性增厚；可以探测血管壁上斑块的大小及性质，斑块表面是否附着血栓，推测斑块是否容易破碎，血栓是否容易脱落；可以看到闭塞的血管腔内填充血栓；可以直观地看到血管壁上的斑块向管腔内凸起，造成血管狭窄，并能直接测量血管狭窄程度。

经颅多普勒超声和颈动脉超声通常联合用于评估脑血管，在评价血管狭窄程度、代偿血管开放情况方面可以互相印证、补充。

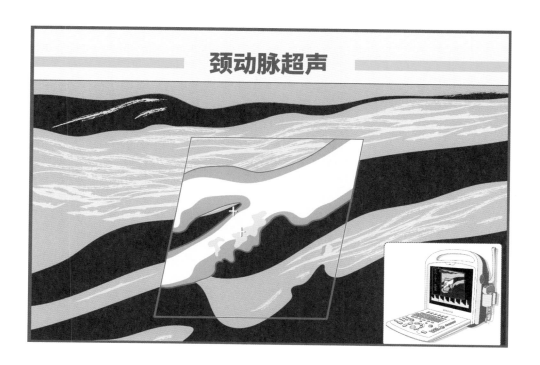

颈动脉超声

7. 血管超声检查发现的斑块会脱落堵塞血管吗？

颈动脉超声检查提示斑块形成，检查报告里有时会描述为"强回声""低回声""稳定斑块""不稳定斑块"，这些都是对斑块性质的描述，提示斑块的结构及潜在的脑梗死风险大小。

斑块是发生在血管壁的病变，是动脉粥样硬化的表现之一，临床主要使用"稳定斑块"和"不稳定斑块"来表述。稳定斑块，即通常所说的硬斑，斑块表面完整，通常不易破裂形成血栓，但此类斑块也可能逐渐增大，凸向管腔内，造成血管狭窄直至血管闭塞，导致血管供血区域的血流量减少。不稳定斑块，即通常所说的软斑，其结构好像"皮薄馅大的饺子"，斑块表面的纤维帽薄，内部的脂质成分多，斑块表面容易破裂，称之为溃疡型斑块，斑块内部成分暴露于血管内，随着血流冲击而脱落，进而形成血栓。血栓脱落或斑块的碎片脱落，都可能堵塞远端血管，最终导致脑梗死。相比而言，不稳定斑块的危害更大。

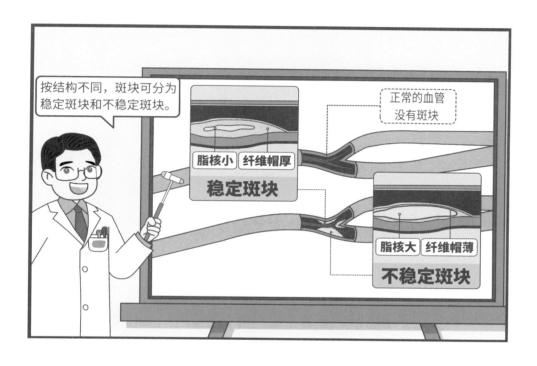

8. 数字减影全脑血管造影（DSA）和磁共振血管成像（MRA）、头颈 CT 血管造影（CTA）三种检查有什么区别？

DSA、MRA 和 CTA 都是评估脑血管的影像学检查手段，可以帮助判断是否存在脑血管狭窄，以及脑血管狭窄的程度，对医生制订治疗方案有所帮助。三种检查在适用人群、分辨率、创伤性方面有一定区别。

DSA 属于微创介入手术，需要将导管置入动脉内，通过导管注射造影剂。DSA 的优点是准确性高，是评估脑血管情况的"金标准"，是动脉取栓、放置血管支架前必须进行的检查。其缺点是有创伤性，需要在局麻或全麻

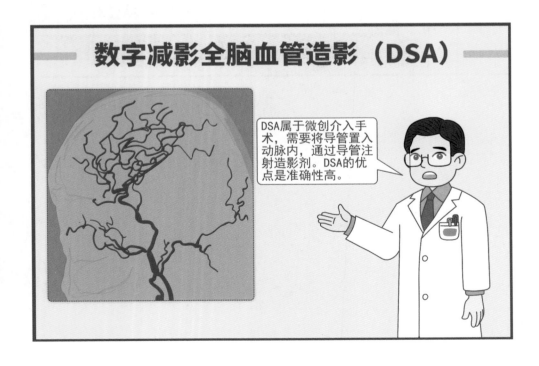

下进行，需穿刺大动脉（通常为股动脉或桡动脉）；相比 CTA，DSA 注射的造影剂剂量相对较大，且同样含碘；DSA 使用 X 线照射，与 CTA 一样有辐射，CTA 不适合的人群，DSA 同样不适合。

MRA 的优点在于不需要注射造影剂、没有辐射，适用于需要对脑血管进行初步评估的人群。对于有固定非钛合金体内金属植入物、幽闭恐惧症等人群不适用。

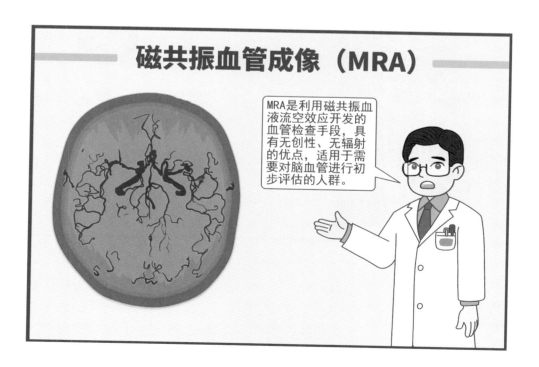

头颈 CTA 可以和普通 CT 同时进行，对于脑血管的评估较准确，与 MRA 不同，CTA 可同时获得颅内、颅外动脉的图像。但其缺点是需要静脉穿刺注射造影剂，有一定的创伤性；造影剂含碘，部分对含碘造影剂过敏的患者不适合此项检查，甲状腺功能亢进、心肾功能不全的患者不适合此项检查；此检查有一定的辐射，对特殊患者不适用。

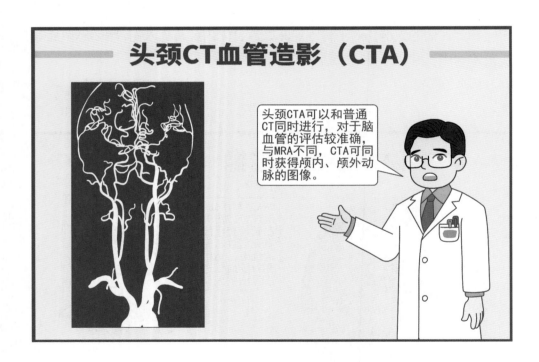

9. 哪些情况需要进行脑血管造影检查?

脑血管造影检查是诊断脑血管病的"金标准",可以全面、精确、动态地显示脑血管的结构和相关病变,有助于查找脑梗死或脑出血的病因,评价血管情况,为介入治疗做准备。

存在以下情况的患者需要进行脑血管造影检查:脑动脉狭窄及闭塞、动脉夹层、动脉瘤、动静脉畸形、动静脉瘘、静脉窦血栓形成等。

临床上有以下疾病者可以咨询医生是否需要进行脑血管造影检查:

(1)**缺血性脑卒中**:怀疑由脑血管狭窄导致脑梗死的患者,或仅有需要明确供血血管的病变位置、狭窄程度、侧支循环代偿情况可以考虑行脑血管造影检查;有脑梗死风险的脑动脉狭窄患者也可考虑。此外,需要进一步进行血管内治疗的情况也需行脑血管造影检查,如脑血管支架手术、动脉取栓治疗等。

(2)**出血性脑卒中**:诊断脑出血、蛛网膜下腔出血的患者,如果怀疑出血原因是由动脉瘤、动静脉畸形、海绵状血管瘤导致的,需要明确出血的原因,或进一步治疗时,可行脑血管造影检查。

（3）**脑静脉性疾病**：有些患者脑梗死的原因并非动脉堵塞，而是脑静脉堵塞，以及颅内静脉窦血栓形成，此类患者均需进行脑血管造影检查，以明确静脉回流情况、是否存在动静脉瘘，以帮助诊断和治疗。

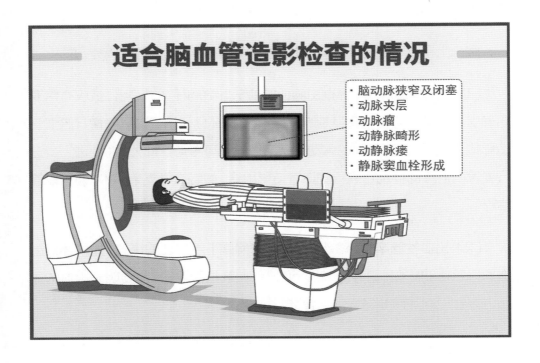

脑血管造影检查是一种有创性检查手段，具有一定的风险，需要经专业医生评估后方可进行。

10. 脑血管造影检查前后的注意事项有哪些？

脑血管造影检查前后需要关注以下情况：

（1）**脑血管造影检查前**：要综合评估此项检查的必要性和风险，术前不需要患者空腹，但需要患者保持较好的精神、体力状态。检查过程中会使用局麻药物，患者通常不会感到疼痛或疼痛可以忍受。

（2）**脑血管造影检查后**：动脉穿刺点局部按压后加压包扎。术后会监测患者的血压、心率、脉搏、呼吸、血氧饱和度、足背动脉搏动情况。术后患者要多饮水，促进造影剂代谢排出；可进食易消化的食物。根据穿刺部位决定肢体限制活动的时间（下肢多为 6~8 小时，桡动脉穿刺不限制上肢活动），通常在造影后 24 小时左右拆除加压绷带。加压绷带可能会造成一定的不适，患者要注意保持穿刺部位清洁干燥。穿刺部位为股动脉，建议在剧烈咳嗽或做其他增加腹压的动作时，适当按压包扎处。如有穿刺部位疼痛，感觉该侧肢体发凉、麻木等不适，发现原有症状加重或出现新发症状，需及时告知医护人员。脑血管造影检查后还需遵从医生的意见定期复查血管情况。

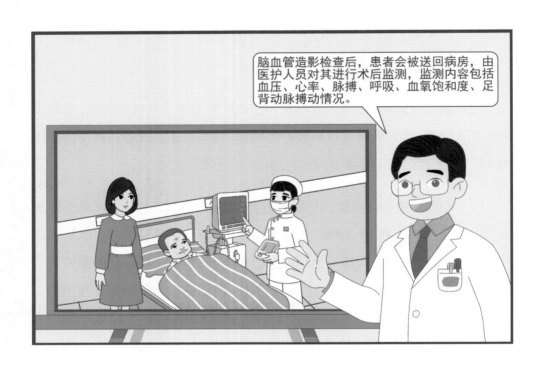

第四篇

治疗篇

1. 突发言语不清、肢体瘫痪，能否观察一段时间再就医？

如果有人突然出现说话不清楚、肢体活动不灵活等症状，可通过"中风 120/BEFAST"口诀初步判断是否发生了脑卒中。脑组织对缺血缺氧耐受非常差，4～6分钟即可发生不可逆转的损害。因此，出现言语不清或肢体瘫痪等情况，一定要尽快就医。此时，需要立即拨打急救电话，告知患者的大致表现及所在位置，急救车会根据患者情况，就近送到有脑卒中早期救治能力的医院进一步诊治（部分地区已发布"脑卒中急救地图"或"溶栓地图"）。

如患者发病后，未呼叫"120"急救，建议尽快到就近医院急诊就诊。急诊医生评估患者病情后，初步判断为脑卒中，会立即启动院内脑卒中绿色通道，完善检查。若影像学检查提示急性脑梗死且排除颅内出血，在脑卒中有效的救治时间窗内，可以选择溶栓或取栓治疗开通脑血管，挽救濒临坏死的脑细胞。诊断为脑出血的患者，应依据病情选择外科手术或内科治疗方案。

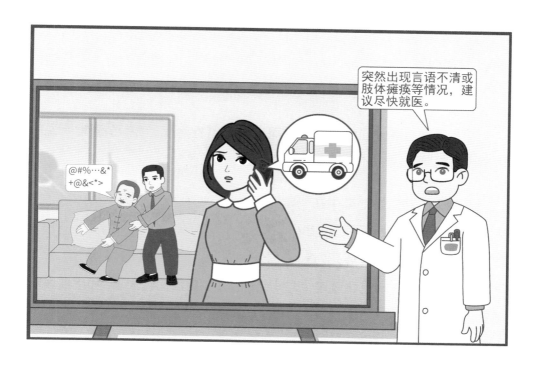

2. 脑卒中都能进行溶栓治疗吗？

　　并不是所有的脑卒中都能进行溶栓治疗。溶栓治疗是通过药物溶解血栓达到开通堵塞血管的目的，只有在脑细胞尚未完全坏死的情况下及时溶解血栓、开通血管、恢复血流才有可能使受损的神经功能得以恢复。进行溶栓治疗需满足以下条件：

　　（1）只有急性缺血性脑卒中才可以进行溶栓治疗，也就是通常所说的"脑梗死"或"脑血栓"才能进行溶栓治疗。

　　（2）急性缺血性脑卒中在一定时间内，一般为发病 4.5 小时内进行溶栓治疗才有效果，最长不超过 6 小时。时间越短，效果越好。此时，即将缺血坏死的组织尚未完全坏死，还有拯救的余地，因此将血管再次打通，非常有助于后期恢复。一旦超过这个时间，进行溶栓治疗的弊大于利，出血风险增高。

　　（3）缺血性脑卒中还要经过严格的筛选，符合特定条件的患者才能进行溶栓治疗，如年龄在 18 周岁以上；从发病到应用溶栓药物要在 4.5 小时之内，最长不超过 6 小时；排除脑出血；最近 3 个月未诊断脑外伤、脑梗死；排除曾患有脑肿瘤、脑血管畸形、脑动脉瘤等；排除溶栓后出血等相关禁忌证。

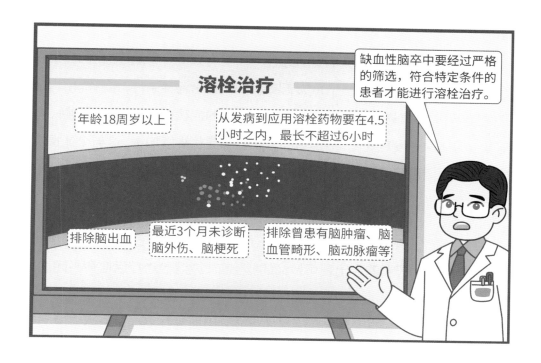

　　总之，溶栓治疗前还需要完善检查，医生评估病情，只有符合条件才可以考虑进行溶栓治疗。

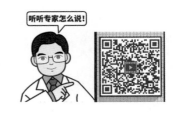

听听专家怎么说!

3. 脑卒中进行溶栓治疗 一定有效吗？

　　溶栓治疗是目前针对急性缺血性脑卒中最有效的一种治疗方法，越早开始治疗效果越好，但并不是 100% 起效。即使符合溶栓条件，也并非所有缺血性脑卒中患者都能从溶栓中获益，有些患者的症状在治疗后明显缓解，有些患者的症状则没有变化，甚至有部分患者的症状继续加重，这与个体情况相关。血栓能否溶解，或溶解后症状能否恢复都难以准确预测。据统计，每 100 例溶栓患者中，约有 33%～35% 的患者可恢复至接近正常的状态。

　　溶栓治疗也有一定的出血风险，除了皮肤出血点、口腔鼻腔出血、消化道出血等以外，严重的会出现可致命的脑出血，或溶栓治疗后血管再闭塞，这些都可能导致病情反复，甚至病情恶化。据统计，每 100 例溶栓患者中，约有 1.8%～7.4% 的患者出现症状加重或脑出血等并发症。总体来说，溶栓治疗的获益远大于风险。越早溶栓获益越大，出血的风险也相对更低。时间就是"大脑"，"溶栓"刻不容缓！

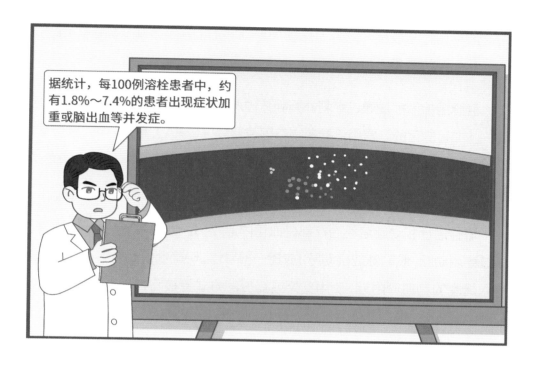

4. 取栓治疗是什么？ 与溶栓治疗有哪些区别？

　　溶栓治疗与取栓治疗都是脑梗死早期救治的主要手段，两者在治疗方式、时间、治疗效果方面均有不同。

　　静脉溶栓治疗是通过穿刺外周静脉输入溶解血栓的药物，以达到开通闭塞的脑血管的目的。常用溶栓药物有阿替普酶（rt-PA）、替奈普酶、尿激酶。一般在脑梗死出现症状 4.5 小时内才能进行，个别溶栓药物可以放宽到 6 小时内。

　　取栓治疗和动脉溶栓治疗都是血管内治疗，是一种介入手术治疗方法，通过穿刺动脉（股动脉或桡动脉）放置一根导管，明确哪根动脉堵塞，将导管置入堵塞的脑血管附近，使用支架或器械的方式直接将血栓取出。取栓治疗时间窗更长，根据具体情况可以延长到发病 24 小时内。静脉溶栓治疗操作简便，可以快速完成，但并非一定能使血栓溶解。对于溶栓治疗无效的患者，还可考虑取栓手术。但取栓治疗需要更高的技术，同时需要权衡手术的获益和风险。

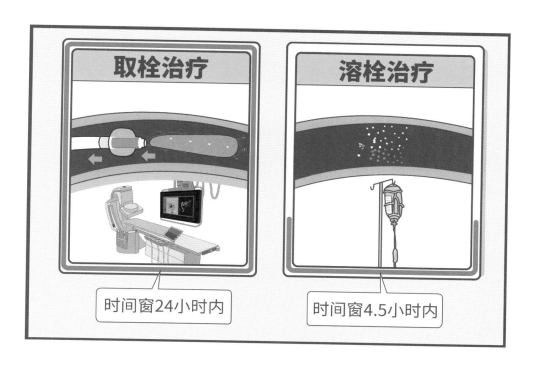

取栓治疗

溶栓治疗

时间窗24小时内

时间窗4.5小时内

5. 急性缺血性脑卒中除了溶栓、取栓治疗还有其他治疗方法吗？

急性缺血性脑卒中早期治疗以溶栓治疗为最佳方案。如果患者错过了溶栓时间，或不能进行溶栓、取栓治疗，还可采取其他治疗手段，如药物治疗、康复训练、手术治疗。

（1）**药物治疗**：主要包括抗血小板聚集药物或抗凝药物、调脂药物、神经保护类药物及改善脑血液循环的药物等，改善缺血区域的血液循环，促进神经功能恢复。病情稳定后可针对病因治疗，预防复发。

（2）**康复训练**：尽早开始肢体、语言、吞咽等功能的康复训练也是促进功能恢复的重要治疗手段。

（3）**手术治疗**：需医生综合评估，对于梗死面积较大的患者，常用的手术方法还有去骨瓣减压术等。

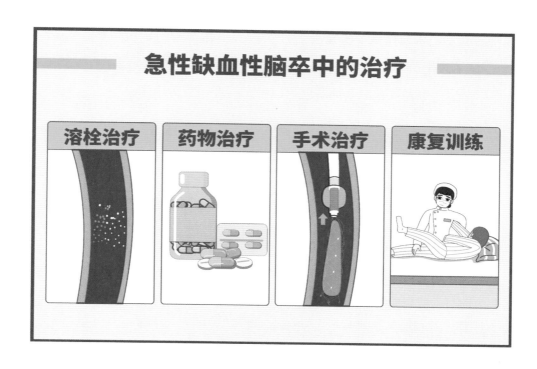

急性缺血性脑卒中的治疗

溶栓治疗　药物治疗　手术治疗　康复训练

6. 什么情况下需要做脑血管支架手术？

脑血管支架手术是将支架放入狭窄的脑血管内，解除血管狭窄，改善局部脑血流，是脑血管狭窄的重要治疗手段。但脑血管内是否需要放入支架需要根据患者的症状，血管狭窄程度、部位、形态等多种情况综合评估而定。一般情况下，患者存在以下情况就可以考虑脑血管支架手术：

（1）颈动脉狭窄程度超过 50%，并且已经造成了脑梗死或导致短暂性脑缺血发作。

（2）没有任何症状，查体发现的颈动脉狭窄，如果达到或超过了 70%，也可选择进行脑血管支架手术。

（3）对于导致脑梗死或短暂性脑缺血发作的颅内动脉严重狭窄（≥ 70%），在严格控制血压、血脂、血糖和调整生活方式的情况下仍然反复发作，也可以考虑进行脑血管支架手术。

总之，并不是所有的脑动脉狭窄都需要进行脑血管支架手术。但无论是不是需要放置支架，规范而又严格地控制血压、血脂、血糖和调整生活方式都是必要的！

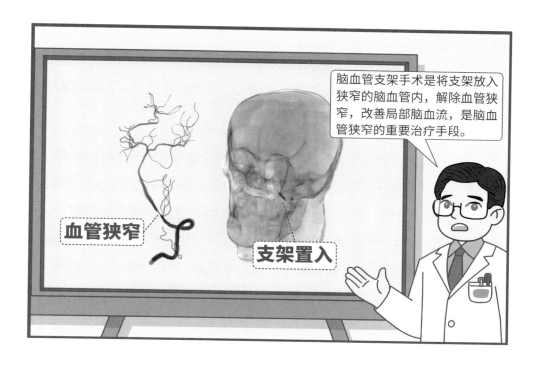

血管狭窄

支架置入

脑血管支架手术是将支架放入狭窄的脑血管内，解除血管狭窄，改善局部脑血流，是脑血管狭窄的重要治疗手段。

7. 脑动脉支架手术后需要服药吗？ 还会复发吗？

对于脑动脉狭窄的患者来说，放置血管支架并非一劳永逸，并不能保证完全不复发，需要在术后按要求定期复诊，复查血管情况，及时调整治疗方案。

放置支架部位的血管内膜需要一定的时间（至少 3 个月，甚至 1 年）才能完全贴覆在支架上，这段时间支架完全暴露在血液中，对于人体来说支架是血液中的"异物"，血液中的血小板、凝血因子等成分容易黏附其上，发生血栓导致脑卒中，因此需要加强抗血栓治疗（如服用阿司匹林、氯吡格雷等）。此外，还需要按医生要求做好危险因素控制，严格控制血压、血糖、血脂，戒烟戒酒、控制体重、健康饮食等。即使放置了血管支架，也要严格遵医嘱治疗。

脑卒中复发与多种因素有关。服药不规范、危险因素控制不良等，这些可能导致脑血管狭窄进展，是导致脑卒中复发的重要原因。

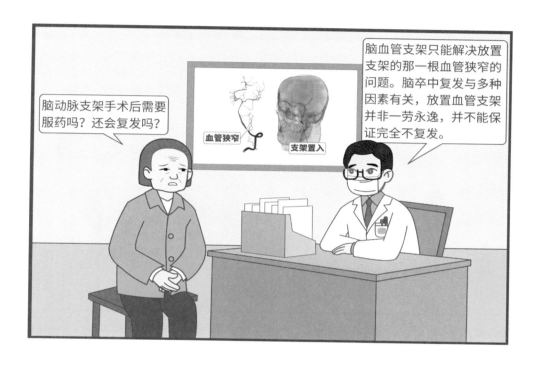

8. 脑出血都需要进行手术治疗吗？

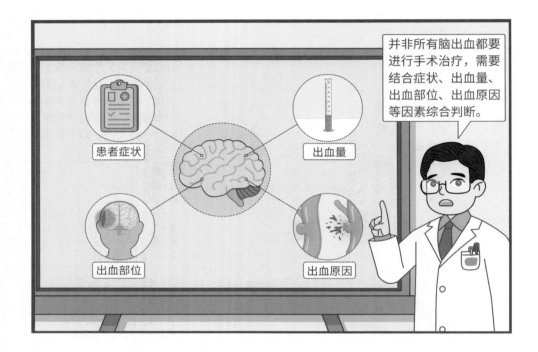

并非所有脑出血都要进行手术治疗，需要结合症状、出血量、出血部位、出血原因等因素综合判断。

患者症状　出血量　出血部位　出血原因

　　并非所有脑出血都要进行手术治疗，需要结合症状、出血量、出血部位、出血原因等因素综合判断。

　　手术方式包括微创手术、钻颅穿刺手术、去骨瓣减压术、血肿清除术等。具体选择哪种手术方式需要有经验的医生结合病情危重程度、出血部位等综合判断。

　　此外，还需要考虑病因治疗。对于动脉瘤破裂引起的脑出血，需要考虑行动脉瘤夹闭、填塞手术；对于血管畸形继发的脑出血，需要考虑行血管畸形相关介入或切除手术；对于肿瘤继发的脑出血，则需要考虑针对肿瘤的个体化手术方案。

9. 蛛网膜下腔出血需要进行手术治疗吗？

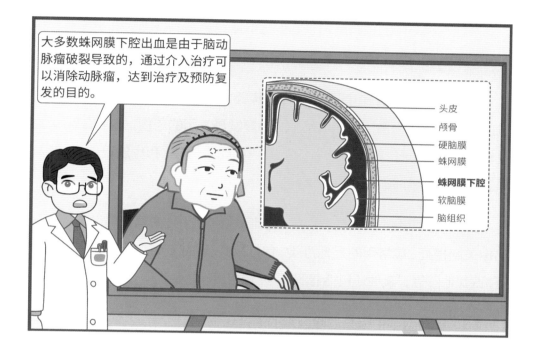

大多数蛛网膜下腔出血是由于脑动脉瘤破裂导致的，通过介入治疗可以消除动脉瘤，达到治疗及预防复发的目的。

头皮
颅骨
硬脑膜
蛛网膜
蛛网膜下腔
软脑膜
脑组织

蛛网膜下腔出血是否需要手术治疗与出血原因、患者自身情况有关。

大多数蛛网膜下腔出血是由于脑动脉瘤破裂导致的，通过介入手术可以治疗动脉瘤，达到治疗及预防复发的目的。对于保守治疗无效、动脉瘤瘤体较大、瘤体位于脑深部、无法耐受开颅手术的患者，可以考虑介入治疗。少数情况下，蛛网膜下腔出血可继发于血管畸形、烟雾病、凝血功能异常等。对于血管畸形，需要结合具体情况考虑是否行手术治疗。其他原因则侧重于治疗原发病。

此外，对于外伤性蛛网膜下腔出血，大多数患者可以通过保守治疗得到改善。

10. 服用什么药物能预防脑卒中复发?

缺血性脑卒中的预防用药主要包括抗血栓药物、调脂药物、针对脑卒中相关危险因素的治疗药物及其他药物。

（1）**抗血栓药物**：包括抗血小板聚集药物、抗凝药物、降纤药物。其中，抗血小板聚集药物是预防缺血性脑卒中复发最常用的药物，如阿司匹林、氯吡格雷、替格瑞洛、替罗非班等。抗凝药物如华法林、利伐沙班、达比加群等。降纤药物包括巴曲酶、蚓激酶等。

（2）**调脂药物**：具有调节血脂、稳定斑块的作用，主要针对动脉粥样硬化相关脑梗死，最常用的是他汀类，包括阿托伐他汀、瑞舒伐他汀、普伐他汀、匹伐他汀等。其他还包括普罗布考、依折麦布等。

（3）**针对脑卒中相关危险因素的治疗药物**：包括降压、降糖、降同型半胱氨酸、降尿酸相关药物等。

（4）**其他药物**：如脑细胞保护类药物。此外，还包括促进侧支循环建立、调节血管功能的相关药物等。

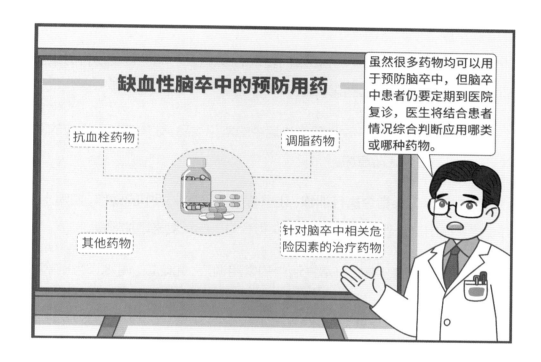

缺血性脑卒中的预防用药

抗血栓药物

调脂药物

其他药物

针对脑卒中相关危险因素的治疗药物

虽然很多药物均可以用于预防脑卒中，但脑卒中患者仍要定期到医院复诊，医生将结合患者情况综合判断应用哪类或哪种药物。

　　虽然很多药物均可以用于预防脑卒中，但脑卒中患者仍要定期到医院复诊，医生将结合患者情况综合判断应用哪类或哪种药物。

11. 脑卒中后出现失语症怎么办?

脑卒中可使大脑语言中枢受损导致失语症。患者应早期开始语言功能康复。语言功能的恢复是一个艰难而复杂的锻炼过程,有些简便易行的康复训练方法在患者居家时也可以进行。

(1)**听词指图训练**:说出日常生活中的常见物品,让患者指出相应的图片,图片数量由少逐渐增加。

(2)**简单口头指令执行训练**:让患者执行日常生活中的动作,如喝水,并让患者做出这个动作,逐渐增加口头指令句子的长度来增加难度。

(3)**复述训练**:说出日常生活中的常用词汇,如吃饭、喝水,让患者复述,再依次教词、短语、短句、长句等。

(4)**问答填词训练**:多次重复后进行相应词汇的提问,让患者回答,如"饿了我们要?"患者回答"吃饭"。

(5)**图片训练**:给出常见物品的图片,让患者进行命名或描述,如拿出喝水的图片,让患者说出"喝水"两个字。

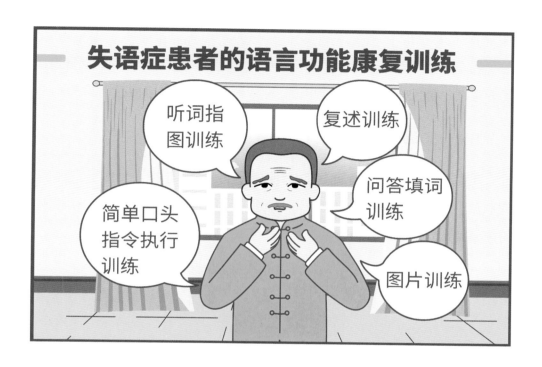

　　日常生活中可以用书写、图片和手势等方法与失语症患者进行简单交流。患者和家属要有耐心和毅力，反复训练，促进患者语言功能的恢复。

12. 脑卒中偏瘫患者可以进行居家康复锻炼吗?

脑卒中偏瘫患者出院后可进行居家康复锻炼,促进功能恢复。康复过程需要遵循先易后难、循序渐进的原则,照护者要协助患者坚持锻炼。

方法一: Bobath 式握手

可减轻患侧上肢肌肉僵硬,防止肌肉萎缩。双手手指交叉握手,患侧手拇指置于健侧手拇指之上,健侧手带动患侧手用力前举或上举过头,直至两肘关节完全伸直,保持 10 秒后复原,重复 20 次为一组。

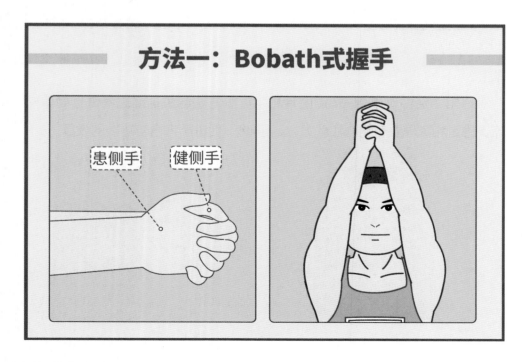

方法二：桥式运动

可帮助患侧下肢功能恢复，当患者下肢可以抬离床面时可以进行此种运动，防止站立时髋关节不能伸展而出现"行走划圈"步态。

双桥运动：患者仰卧，上肢放于床面，双腿屈曲，足踏床面，将臀部主动抬起。

单桥运动：患者较容易完成双桥运动后可以进行单桥运动，患者仰卧，上肢放于床面，健侧腿悬空，患侧腿屈曲，患足踏床面抬臀。

每组动作进行20次。

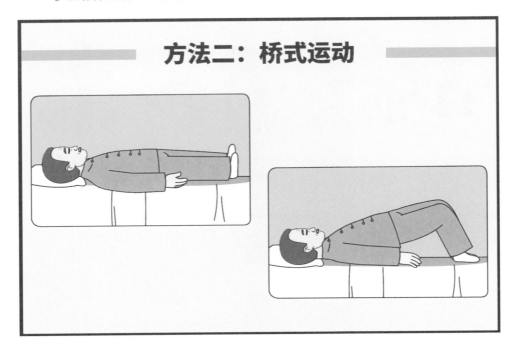

方法三: 床边坐起训练

当患者能够独立坐稳后可开始训练，患者双足平放于地面，双足分开与肩同宽，膝关节屈曲 90°，双手交叉，双上肢向前充分伸展，身体前倾，当双肩向前超过双膝位置时，立即抬臀，伸展膝关节，站起。

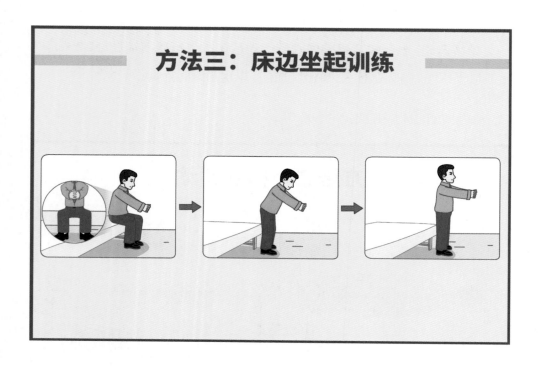

方法四：手部功能锻炼

手指功能的恢复相比上臂慢且更难。患者可进行如下训练：

（1）拉伸橡皮圈训练手部肌力：可以适量增加橡皮圈的圈数，来训练双手手指的力量。

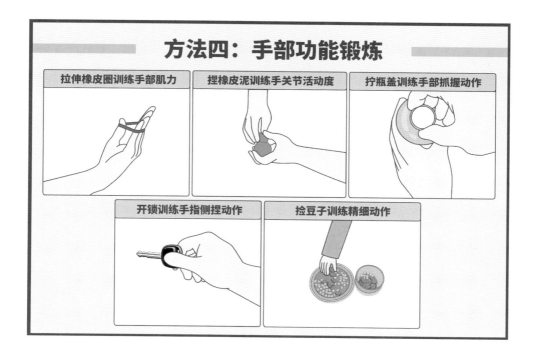

方法四：手部功能锻炼
拉伸橡皮圈训练手部肌力	捏橡皮泥训练手关节活动度	拧瓶盖训练手部抓握动作
开锁训练手指侧捏动作	捡豆子训练精细动作

（2）**捏橡皮泥训练手关节活动度**：患侧手与健侧手互相配合，用橡皮泥制作小玩具、小模型，帮助患者锻炼手指的灵活性及左右手配合的能力，锻炼手部肌肉。

（3）**拧瓶盖训练手部抓握动作**：利用家中水瓶的盖子，锻炼手指的灵活性。

（4）**开锁训练手指侧捏动作**：拇指和示指捏住钥匙，进行开锁的练习。

（5）**捡豆子训练精细动作**：在家中准备一些豆子（可以先从比较大的花生开始，然后逐渐换成小一些的黄豆），在盘子内放入100粒黄豆，用手指来回捡。

PART

5

1. 居家患者突发脑卒中如何应对？

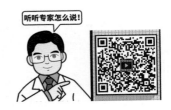

听听专家怎么说！

　　遵循"中风 120/BEFAST"口诀早期识别脑卒中，对于脑卒中高危人群，如高血压、糖尿病、既往脑卒中等人群应特别注意。立即拨打急救电话"120"，告知患者年龄、性别、目前症状，一定要详细说明所在地址或标志性建筑，便于救护人员及时赶到。

　　如果患者有肢体无力、头晕等症状，应将患者置于安全、舒适体位，防止患者发生跌倒、坠床等。

　　如果患者意识不清，应将患者置于平卧体位，头偏向一侧；尽量减少不必要的搬动；取出口内异物（如假牙），解开患者衣领、腰带等物品。

　　如果患者伴有呕吐症状，应首选侧卧位（患侧肢体朝上），无法移动时可选择平卧位，头偏向一侧，防止呕吐物导致窒息。切记：不能擅自给患者喂水和食物，防止发生误吸。

　　如家中有血压计，可测量血压并记录。准备好患者就诊所需证件：身份证、医保卡、既往就诊资料等。医护人员到场后，详细说明患者的疾病信息。

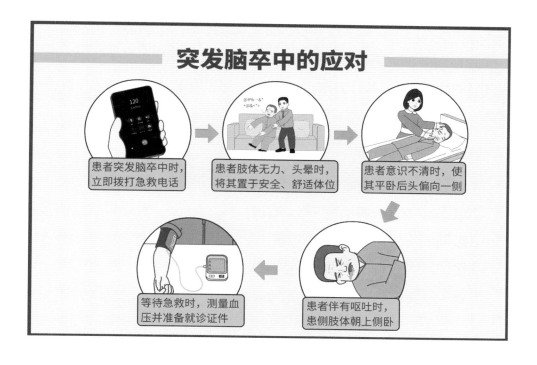

突发脑卒中的应对

患者突发脑卒中时，立即拨打急救电话

患者肢体无力、头晕时，将其置于安全、舒适体位

患者意识不清时，使其平卧后头偏向一侧

等待急救时，测量血压并准备就诊证件

患者伴有呕吐时，患侧肢体朝上侧卧

2. 脑卒中患者经口进食有哪些注意事项？

很多脑卒中患者由于吞咽功能受损，在进食或饮水时会出现呛咳，这种情况不能忽视。脑卒中后 72 小时内发生吞咽障碍的风险较高，因此脑卒中患者在经口进食前需要进行吞咽功能筛查。洼田饮水试验是目前应用广泛且简便的筛查方法。操作方法：神志清醒的患者取端坐位，以自己习惯的方式喝下 30ml 温开水，观察其饮水次数和发生呛咳的频率。

评估结果如下：

1 级：能 1 次顺利将水咽下不发生呛咳。

2 级：分 2 次以上将水咽下而无呛咳。

3 级：能 1 次将水咽下，但有呛咳。

4 级：分 2 次以上将水咽下并有呛咳。

5 级：不能将水全部咽下并频繁呛咳。

对于洼田饮水试验在 2～3 级的患者，常规要做好进食指导，避免因吞咽问题导致误吸出现肺部感染，甚至窒息，危及生命。

（1）食物选择：一般来说脑卒中患者最容易吞咽的是泥状食物。可以利用家里的糊状食品，或使用榨汁机将食物调制成不同的稠度，蛋羹状、布丁状、糖浆状是适宜患者吞咽的食物。

（2）进食体位：选择坐位或半卧位。对于偏瘫患者，患侧肩部下方垫软枕支撑，进食时尽量让患者低头或头转向健侧进行吞咽，减少食物残留于患侧口腔，避免呛咳。

（3）进食时间：提供充足的进食时间，每餐用时控制在 30～40 分钟，保证液体和固体交替，鼓励患者少量多餐，充分咀嚼，专心吃饭，做到"食不言"。

（4）**喂食方法**：照护者在患者健侧喂食，食物放置在舌中后部，以利于刺激吞咽。喂食时使用薄而小的金属勺子，从少量开始（勺子的前1/3）酌情增加，每口喂食量不宜过多，观察口腔内是否有残留，确保全部咽下再喂食下一口。

注意事项：进食后要及时清洁口腔，避免食物残渣遗留在口中。一旦进食过程中出现明显的呛咳，应暂停进食，待呼吸完全平稳后再喂食物。若频繁呛咳，应立即停止进食，必要时再次评估，根据个体情况给予留置胃管。

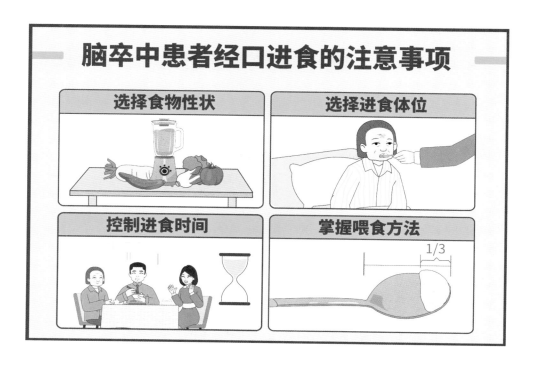

3. 脑卒中患者发生噎呛怎么办？

发生噎呛时，患者会出现剧烈咳嗽、干呕，严重者会出现口唇、甲床及面部发绀，呼吸困难，未及时得到救治可能会危及生命。噎呛发生后，应第一时间采用海姆利克急救法（腹部冲击法），具体方法如下：

（1）立位腹部冲击法：适用于神志清楚、能够配合的患者，让其双脚分开与肩同宽，施救者站在患者身后，环抱住患者，可以使用"剪刀、石头、布"口诀帮助记忆：找到患者肚脐的位置，脐上两横指（"剪刀"）为冲击点，一手握拳（"石头"），虎口向内置于冲击点上，另一手包裹住拳（"布"），反复用力向内向上进行挤压，直至异物排出体外。

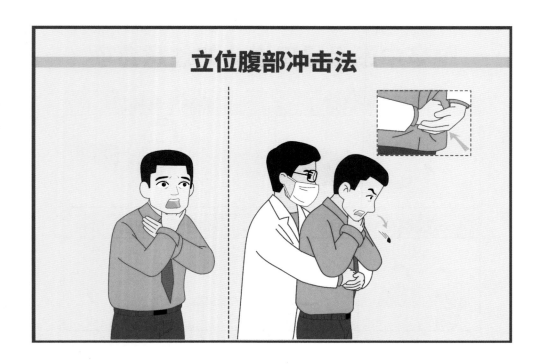

立位腹部冲击法

（2）**卧位腹部冲击法**：适用于神志不清或无法实施立位腹部冲击法的患者，将患者平卧，头偏向一侧，施救者双膝骑跨于患者两腿外侧，双臂伸直，反复用力向后上方按压冲击点（脐上两横指），直至异物排出体外。

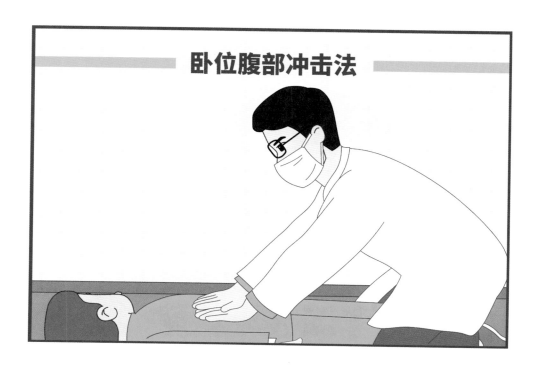

（3）**自救法**：一手握拳，虎口向内置于冲击点上，利用家中固定的物体作为外力，反复用力撞击，直至异物排出体外。撞击的过程始终保持身体前倾，下颌抬起。

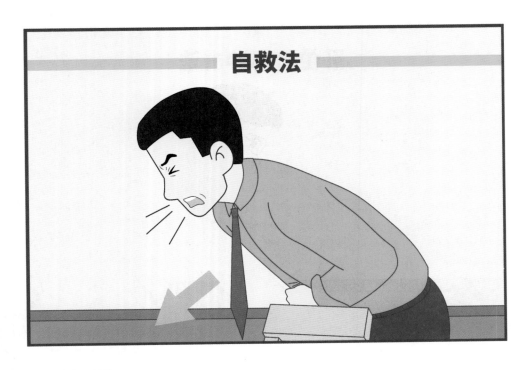

4. 脑卒中偏瘫患者如何进行良肢位摆放？

相当一部分偏瘫患者在脑卒中发病初期会在床上度过大部分时间，因此正确的姿势非常重要。良肢位摆放是一种治疗体位，可以预防痉挛模式发生，预防关节半脱位、关节疼痛、关节挛缩畸形，帮助诱发主动活动，有效预防压力性损伤、静脉血栓形成、肺炎等并发症，有利于患者恢复正常的运动能力。良肢位摆放包括患侧卧位、健侧卧位、仰卧位、床上坐位等。具体方法如下：

（1）**患侧卧位**：患侧肢体在下方，健侧肢体在上方。头部垫枕，髋、腰、背部垫软枕支撑，躯干稍向后仰，患侧肩膀充分前伸，避免受压。患侧上肢前伸，肘关节伸直，手心向上，手指伸开；患侧下肢髋、膝关节微曲，患侧腿在下方，踝关节保持中立位，预防足下垂。健侧上肢自然放置，健侧腿屈髋屈膝放在长枕上，以防过度压迫患侧肢体。

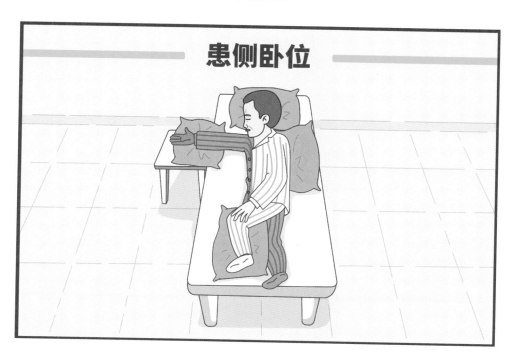

（2）**健侧卧位**：健侧肢体在下方，患侧肢体在上方。头部垫枕，患侧上肢充分前伸置于长枕上，患侧肩向前向外伸展，掌心向下，手指伸展。患侧下肢屈髋屈膝，用长枕完全垫起，注意足部不可悬空。健侧肢体位于下方，可取任意舒适姿势。

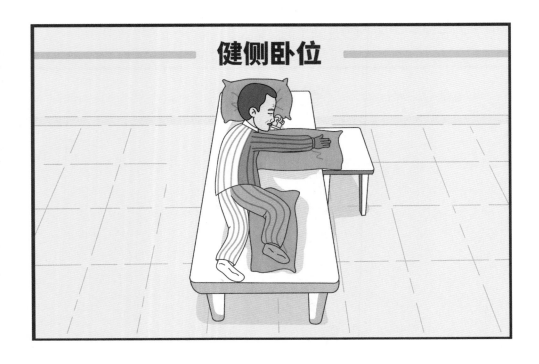

（3）**仰卧位**：头部垫枕，用软枕将患侧肩膀和上肢垫高，上肢伸展，掌心向上，手指伸展置于软枕上，手中不握任何物品，患侧髋部、臀部、大腿外侧垫软枕，防止下肢外展，膝下稍垫起，使膝关节稍屈曲，足底不接触支撑物。健侧肢体自然放置以舒适为宜。

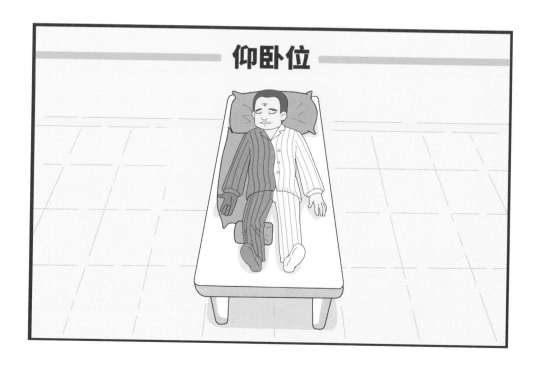

（4）**床上坐位**：若病情允许，应鼓励患者尽早在床上坐起。床上坐位时，髋关节屈曲，患者背部用软枕支撑，尽量直立，头部无须支持固定。患侧上肢放在高度可调节的小桌上，桌上可放置一软枕，将患侧肢体置于其上。

注意：进行良肢位摆放时，不能用力拖、拉、拽患侧肢体，床面要保持整洁、平整，选择长度、大小合适的软枕，定时（建议每 2 小时）变换一次体位。

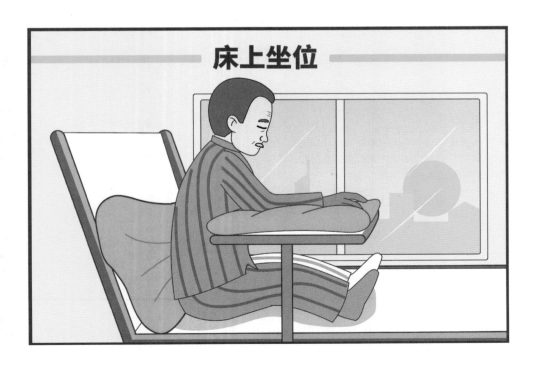

5. 如何协助脑卒中偏瘫患者进行翻身？

床上翻身可以扩大患者在床上的活动范围，减少压力性损伤的发生，为后期患者进行坐位保持、转移、进食等活动打下基础。床上翻身包括被动翻身和主动翻身。根据患者瘫痪程度不同，采取不同的翻身方式。床上翻身应由被动翻身向主动翻身过渡，翻身后保持良肢位，至少2小时翻身一次。在患者具有一定能力后尽量以患者独立翻身为主，适当延长翻身时间，照护者要在床边做好看护，防止坠床。

（1）**被动向健侧翻身**：患者保持仰卧位，用健侧足从患侧腘窝处插入并沿患侧小腿伸展，将患侧足置于健侧足上方，然后Bobath式握手进行上举后向左、右两侧摆动，照护者位于健侧，双手可辅助患者促进骨盆的旋转，患者利用头的屈曲、旋转带动躯干的旋转向健侧翻身。

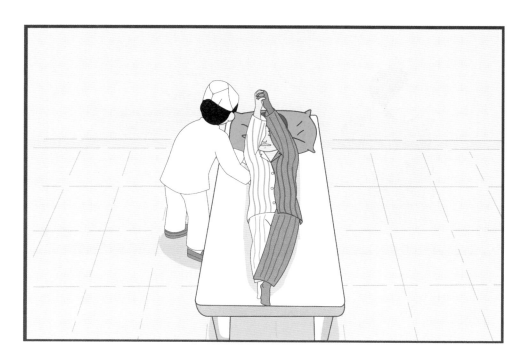

（2）**被动向患侧翻身**：患者保持仰卧位，照护者在患侧，将患者患侧臂抱在腋下，用手从下面支撑患侧肩以保护肩关节，嘱患者抬头将健侧下肢抬起向患侧放置，同时嘱患者将头抬起并保持住，直到完全把身体转向患侧卧位。

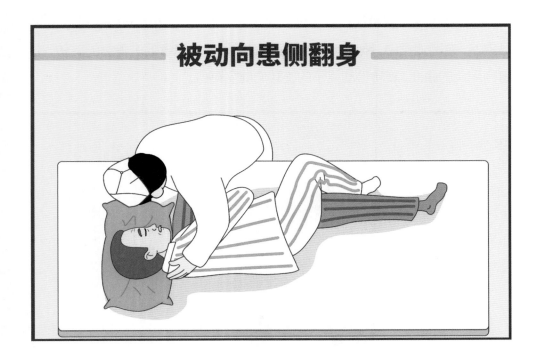

被动向患侧翻身

（3）**主动向健侧翻身**：患者保持仰卧位，用健侧足从患侧腘窝处插入并沿患侧小腿伸展，将患侧足置于健侧足上方，然后 Bobath 式握手进行上举后向左、右两侧摆动，头转向健侧，由健侧上肢、躯干带动患侧上肢及躯干翻向健侧，在健侧下肢带动下使患侧骨盆及下肢转向健侧。

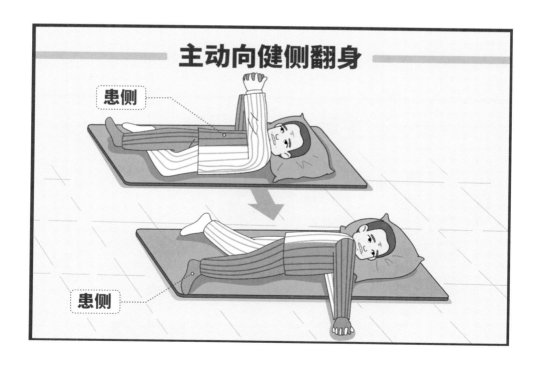

（4）**主动向患侧翻身**：患者保持仰卧位，上肢 Bobath 式握手，伸直肘关节，屈曲肩关节，头转向患侧，健侧下肢屈曲，足部蹬踏床面，向患侧用力，在躯干和上肢的配合下翻向患侧。

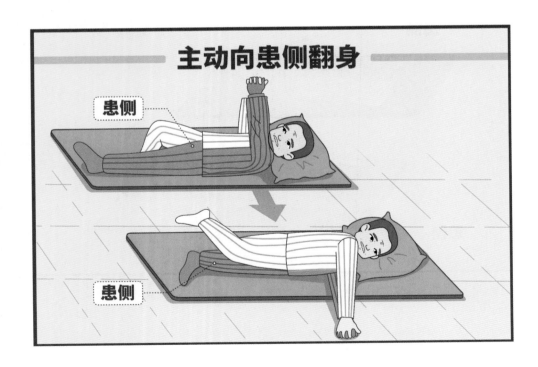

6. 脑卒中偏瘫患者如何穿脱衣物？

　　偏瘫患者患侧肢体关节活动受限时，可穿宽松衣服，以便穿脱，避免强行穿脱引起关节疼痛，或因穿脱困难使患者失去信心。内衣以质软、防潮、平滑有弹性，穿着舒服，穿脱方便，前开襟的为宜。外衣纽扣以按扣为宜。穿脱衣时注意顺序：穿衣时，先穿患侧，后穿健侧；脱衣时，先脱健侧，后脱患侧。一旦患者能坐稳，可以让患者自行练习穿脱衣物。

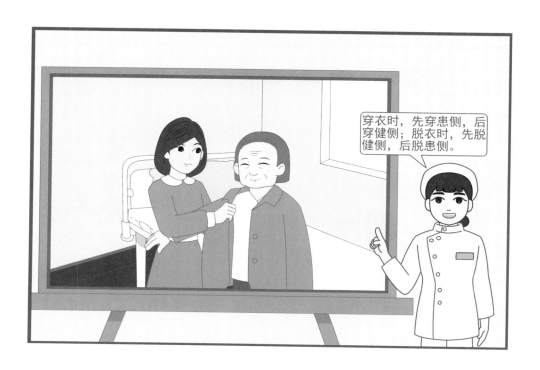

7. 脑卒中偏瘫患者如何进行床—轮椅的转移？

（1）**床—轮椅的转移**：照护者检查轮椅装置是否完好，将轮椅置于患者健侧，轮椅与床成一定夹角（30°～45°），竖起脚踏板，刹住双侧车闸；患者坐起，照护者站在患侧，患者双手十指交叉，患侧手的拇指在上，上肢前倾，躯干前移，重心前移抬起臀部，照护者用双膝固定好患侧膝关节，双手握住患者腰带或托住患者双髋，向前向上拉动患者，使患者站立后，以患者健侧下肢为轴，身体转动，将患者放到轮椅靠近椅背处，放下脚踏板，将患者双脚放到脚踏板上。整个过程中，一定要注意保护好患者，防止患者摔倒。

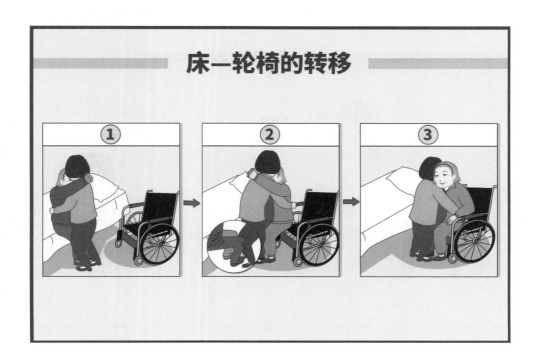

床—轮椅的转移

（2）**轮椅—床的转移**：照护者将患者推到床边，患者健侧与床相邻，轮椅与床成一定夹角（30°～45°），竖起脚踏板，刹住车闸，帮助患者坐于轮椅边，双足着地，患者躯干前倾，重心前移抬起臀部，双侧膝关节屈曲不得超过90°，患者健侧手扶轮椅扶手，重心转移至健侧腿站立，然后健侧腿向前迈出一步，以患者健侧腿为轴心，身体旋转后，用健侧手支撑床面，重心前移，屈膝弯腰慢慢坐下。照护者也可用双膝固定好患者的患侧膝关节，双手握住患者腰带或托住患者双髋，向前向上拉动患者，辅助患者站立，以防患者摔倒。

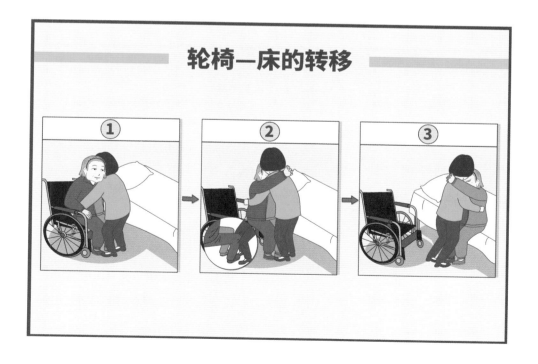

8. 脑卒中卧床患者居家时如何预防肺部感染?

脑卒中卧床患者居家时可以通过以下方法预防肺部感染:

（1）人工叩背排痰：通过叩击、震动，促使黏痰脱离支气管壁，有助于痰液排出。建议餐前 30 分钟、餐后 2 小时、雾化吸入后，采用坐位、侧卧位或俯卧位叩背。注意叩背手法：手背隆起，手掌中空，手指弯曲，拇指紧靠示指，利用腕关节摆动有节奏地叩击背部，叩击力度以患者未感觉疼痛为宜。建议从第 10 肋间隙自下而上、由外向内叩击，每日叩击 3～4 次。

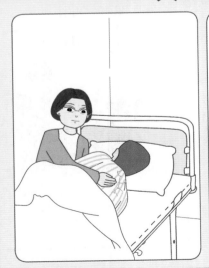

人工叩背排痰

叩背时机：建议餐前30分钟、餐后2小时、雾化吸入后，采用坐位、侧卧位或俯卧位叩背。

叩背手法：手背隆起，手掌中空，手指弯曲，拇指紧靠示指，利用腕关节摆动有节奏地叩击背部，叩击力度以患者未感觉疼痛为宜。建议从第10肋间隙自下而上、由外向内叩击，每日叩击3～4次。

（2）**雾化吸入**：雾化吸入前先清除患者口腔内分泌物及食物残渣，病情允许时选择坐位或半卧位，雾化器保持垂直状态，药液现用现配，先开机看到有雾气，再含住口含嘴或佩戴面罩，嘱口吸鼻呼；雾化吸入每次持续15～20分钟，结束后指导患者进行有效咳嗽，及时将痰液排出。

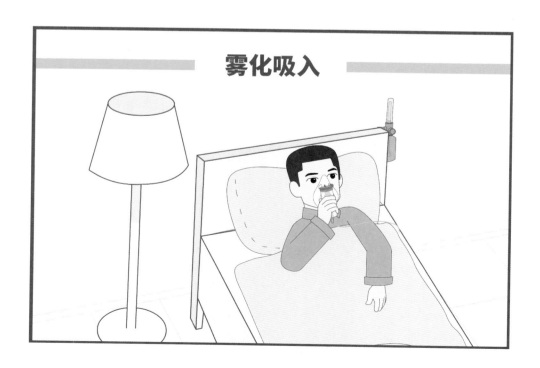

9. 脑卒中卧床患者如何预防压力性损伤？

脑卒中患者长期卧床，身体活动受限，极易发生压力性损伤，因此预防压力性损伤尤为重要。应注意：

（1）勤翻身：鼓励患者自主翻身。对于不能自行翻身的患者，照护者需协助其翻身，保证每 2 小时翻身 1 次，平卧位和左、右侧卧位交替，必要时缩短翻身的间隔时间。可于足跟、骶尾等骨隆突部位放置软枕、海绵垫，以减轻骨隆突处的压力。建议使用厚泡沫床垫、交替充气床垫等减压床垫。半坐位时，抬高双下肢，防止身体下滑，时间不超过 30 分钟。翻身或更换床单时，避免使用拖、拉、拽、推等动作移动患者。

（2）皮肤保护：保持床单、被褥、衣服、皮肤清洁干燥，选择透气、吸汗的棉质衣物；冬季或皮肤干燥、脱屑时，可使用乳霜滋润皮肤。每次协助患者翻身时，观察皮肤是否有红肿、破溃、硬结，避免皮肤持续受压。二便失禁的患者，每次排便后以清水清洁会阴部和肛周，减少排泄物刺激皮肤，还可使用有隔离功能的皮肤保护产品涂抹皮肤，如护臀霜。

（3）**均衡营养**：给予患者充足的热量、蛋白质、水分、富含维生素与矿物质的平衡膳食。若通过调整饮食仍无法纠正营养不良，应遵医嘱进行鼻饲或使用静脉营养支持。

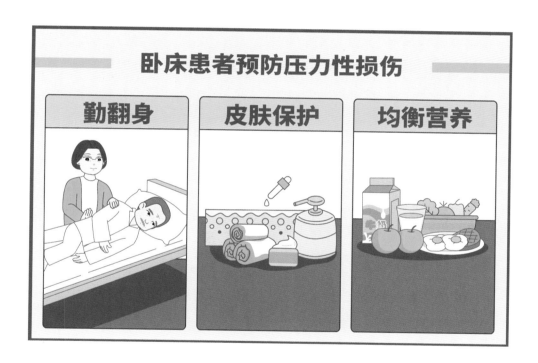

卧床患者预防压力性损伤

勤翻身　　皮肤保护　　均衡营养

10. 脑卒中患者如何预防下肢深静脉血栓形成？

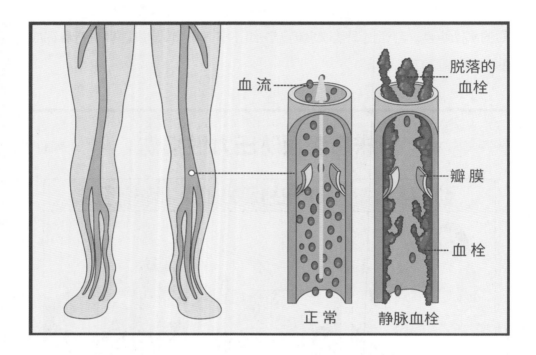

血流

脱落的血栓

瓣膜

血栓

正常　静脉血栓

脑卒中患者长期卧床或活动减少，易形成深静脉血栓（下肢多见）。可采用如下措施预防深静脉血栓形成：

（1）卧床时抬高双下肢，双下肢高于心脏平面 20～30cm，膝关节屈曲 10°～15°，有利于静脉血回流。

（2）鼓励卧床患者早期自主活动和进行腿部锻炼，配合踝泵运动，促进静脉回流。踝泵运动方法：①踝关节屈伸运动。患者平卧于床上，双腿放松，缓缓勾起脚尖至最大限度保持 5 秒，然后脚尖缓缓下压，至最大限度保持 5 秒，每次 20～30 组，每日 3～4 次，运动频次可根据患者的活动耐受能

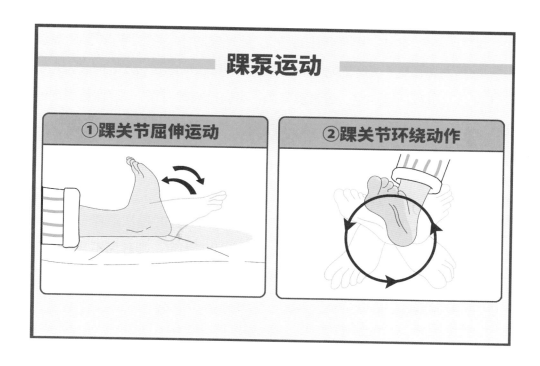

踝泵运动

① 踝关节屈伸运动

② 踝关节环绕动作

力适当调整。②踝关节环绕动作。双足以踝关节为中心,以每分钟 30 次的速度做 360° 旋转运动,尽力保持动作幅度最大,然后放松。每次 20 ~ 30 组,每日 3 ~ 4 次,运动频次可根据患者的活动耐受能力适当调整。

(3)有条件者可使用间歇式气压循环泵。

(4)建议患者养成科学合理的饮食习惯,多饮水,改善生活方式(如戒烟戒酒)等。

(5)早期识别下肢深静脉血栓形成的症状,突然出现肢体疼痛、肿胀、皮肤可见浅静脉迂曲走行或凸出皮肤表面等情况时,一定要及时就医。

11. 如何进行胃管的居家护理？

（1）**固定胃管，防止拔管**：使用黏性较大的胶布剪成"裤子形"和"工字形"，将"裤子形"胶带一条缠绕于胃管上，另一条加强；将"工字形"胶带短边与胃管相粘并塑形，长边粘贴于患者额头，进行二次固定，防止脱管。如患者不配合可进行适当约束。患者及家属不可自行拔除胃管，一旦胃管脱出或留置时间到期，可选择到就近医院进行更换，并做好记录。

（2）**床头抬高，防止误吸**：喂食前患者采取半卧位或摇高床头30°，将喂食器与胃管末端连接，回抽胃液，确定胃管在胃内，当回抽胃液超过200ml时，建议暂缓喂养；避免摄入过冷或过热的食物，每次喂养总量控制在200~300ml，每日喂养4次，每次间隔4小时为宜。喂养后不要让患者立即平卧，应保持半卧位30分钟，以利于食物消化吸收，防止反流。保持口腔卫生，及时清理口中分泌物。

（3）**充分研磨，防止堵管**：食物或药物（以药物说明书为准，是否可以研磨）应充分研磨后再由胃管注入，每次喂养后至少用20ml温开水脉冲式（推—停—推—停）冲洗管路，确保管腔内壁无残留，如有附着物可用手一边挤压外管路一边向管腔内注温水。

家庭护理胃管

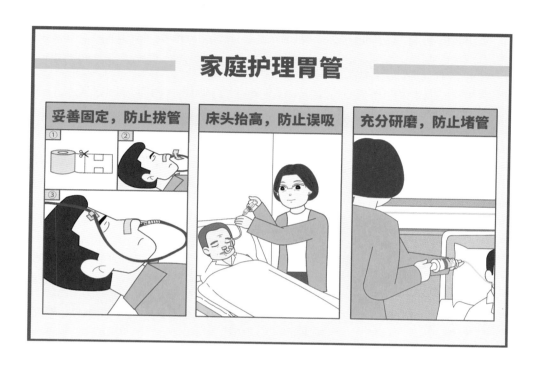

妻善固定，防止拔管　床头抬高，防止误吸　充分研磨，防止堵管

12. 如何进行尿管的居家护理？

（1）**日常清洁，预防感染**：每日清洁会阴部并用碘伏消毒尿道口及尿管前端。尿袋放置在低于膀胱的位置，以免发生反流，造成感染。及时倾倒尿液，引流袋的排尿口不要碰触地面和收集容器，倾倒后将排尿口开关及时关闭。按要求定时更换尿管及引流袋。如条件允许，可更换抗反流尿袋。

（2）**妥善固定，防止脱出**：应使用亲肤性较好的胶布将尿管远端固定于大腿内侧，二次固定可有效防止尿管脱出、牵拉等损伤尿道。尿管一旦脱出，应立即就医。

（3）**保证入量，观察尿液**：保证每日饮水量1 500～2 000ml，观察尿液的颜色、性质及量，若出现尿道口红肿、尿液颜色混浊或尿液发红、体温升高等情况，应及时到医院就诊。留置尿管期间，每4小时夹闭尿管1次，若患者有尿意，可遵医嘱进行膀胱功能训练。

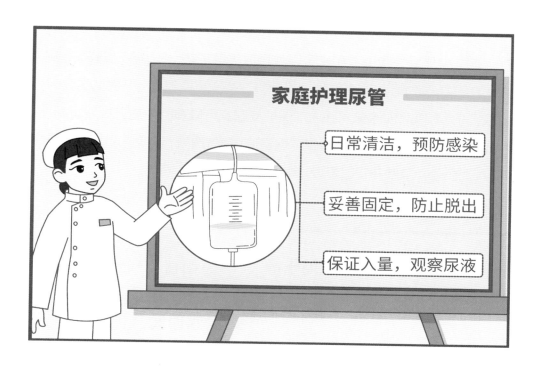

家庭护理尿管

- 日常清洁，预防感染
- 妥善固定，防止脱出
- 保证入量，观察尿液

13. 脑卒中伴尿失禁患者如何进行居家护理?

　　脑卒中伴尿失禁患者居家可以使用尿失禁护垫、纸尿裤、保鲜袋、一次性尿套等方法收集尿液,并及时更换用具。每次更换用具后及时清洁会阴部皮肤,同时可以局部涂抹润肤油剂保护皮肤。可以在家中制订排尿时间表,养成规律排尿的习惯。保持居家环境清洁,空气清新,定期通风,去除异味。做好心理干预,鼓励并安慰患者,树立信心。

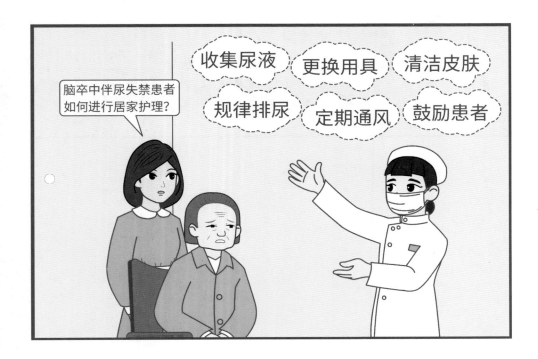

14. 居家脑卒中患者如何预防跌倒和坠床？

脑卒中患者由于肢体功能障碍、协调功能减退、认知障碍，极易发生跌倒、坠床。以下方法可帮助预防：

（1）**确保环境安全**：保持居家环境干净整洁，避免杂物、电线等物品散落在地面上，发生碰撞或绊倒；避免地面湿滑，尤其是浴室和厨房等潮湿易滑的地方，必要时可使用防滑垫，并安装扶手和护栏等辅助设施，协助患者行动；穿着合体、舒适的衣物，穿防滑鞋；床边及厕所有夜间照明灯，常用物品置于随手可取处；增加床挡；对于神志不清或躁动的患者，应准备约束带。

（2）**专人看护到位**：肢体瘫痪的患者应有专人陪护照顾，患者下床时要及时搀扶，防止站立不稳导致摔倒；神志不清或躁动的患者，应拉好床挡做好保护，必要时使用约束带，防止坠床。

（3）**正确使用工具**：肢体瘫痪或运动协调性受损的患者下床活动或进行步行训练时，可根据自身情况使用辅助工具，如拐杖、助行器等，以提供支撑，确保稳定性。

（4）**注意药物副作用**：遵医嘱用药，有些药物可能会引起头晕、视物模糊等症状，增加跌倒的风险，因此患者服药后感觉头晕不适时，应卧床休息，避免活动。

（5）**调整生活方式**：日常行动要缓慢，从躺到坐，坐到站时，动作要放缓，做好"三个半分钟"，即醒来静卧半分钟、坐起等待半分钟、两腿垂在床沿半分钟。避免睡前饮水过多、增加夜间如厕的频次；避免到人多、湿滑的地方；乘坐交通工具时，等车停稳后再上下车。集中注意力，走路时不要与人聊天、不要看手机等，以免分散注意力而导致跌倒；避免长时间单脚站立，尤其是进行洗澡、穿衣服、梳头等活动时。

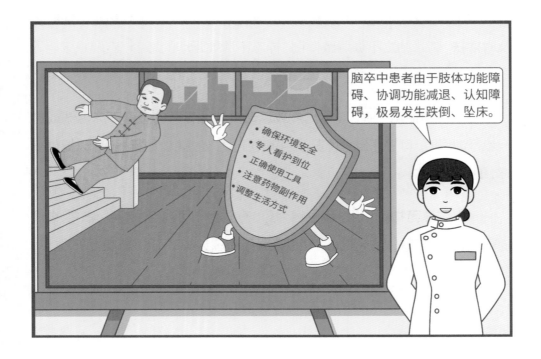

15. 脑卒中患者应用抗血栓药物有哪些注意事项?

脑卒中患者应遵医嘱服用抗血栓药物,并注意以下方面:

(1)规律服药:抗血栓药物可以防止血栓形成,停药会增加脑卒中复发的风险。

(2)观察有无出血:脑卒中患者服用抗血栓药物后出血风险增加,轻微磕碰便可能造成皮肤大片青紫,因此服药期间脑卒中患者应尽量避免剧烈运动及严重磕碰。在用药过程中,如患者出现上腹疼痛、饱胀感、呕血、大便发黑、牙龈鼻腔出血、皮肤出血点等症状,应及时就医。

(3)观察有无其他不良反应:有些抗血栓药物可能出现皮疹、腹泻等不适,应及时就医。

(4)定期随访:应遵医嘱定期复查,如血常规、凝血功能、生化检查等,出现头晕、头痛、肢体麻木无力等症状或检查异常时,均需要及时就医。

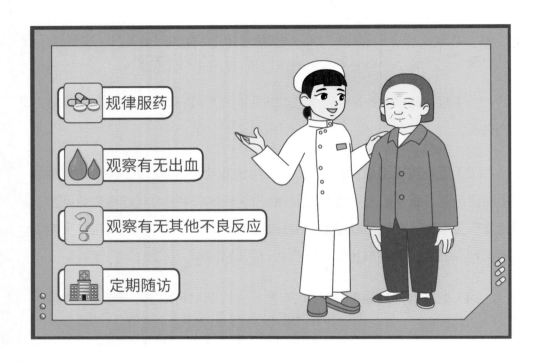

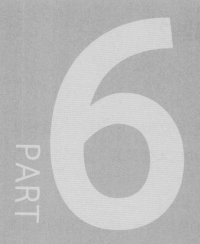

PART

6

第六篇

预防篇

1. 脑卒中的危险因素有哪些?

脑卒中的危险因素有很多,分为可控的危险因素和不可控的危险因素,知晓并严格控制可控的危险因素可降低脑卒中的发生风险。脑卒中的常见危险因素包括:

(1)高血压:是与脑血管病关系最密切的危险因素,脑梗死和脑出血都与高血压有关。长期血压控制不良可导致动脉粥样硬化形成斑块,继发脑梗死;血压剧烈升高可导致血管破裂,继发脑出血。

(2)糖尿病和血脂异常:是导致动脉粥样硬化的重要因素。

(3)心脏疾病:其产生的血栓脱落也可能堵塞脑血管,如心房颤动、瓣膜病变、急性心肌梗死、感染性心内膜炎等,是导致脑卒中发生的重要原因。

(4)不良生活习惯:如吸烟、饮酒、运动量少或不运动、肥胖、饮食不均衡(高油、高糖、高盐饮食)等。

上述这些危险因素是可控的危险因素,通过生活方式或药物治疗可以做到早预防早干预。因此,具备上述因素的人群应引起重视,按时规律服药,养成健康的生活习惯,让脑卒中远离自己。

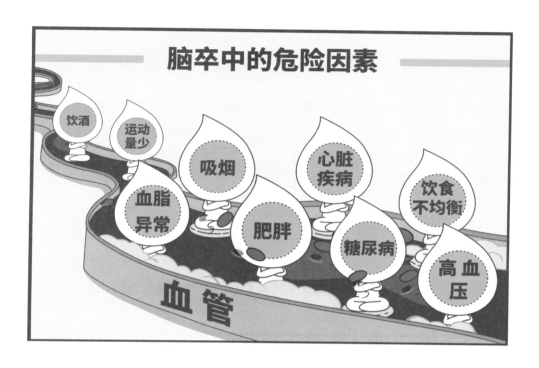

2. 如何预防脑卒中？

脑卒中的预防分为一级预防和二级预防。一级预防是针对未患脑卒中，但存在潜在风险的人群，目的是预防未来不患脑卒中。一级预防的方法包括：

（1）改变不健康的生活方式，如吸烟、饮酒、不运动、长期熬夜等，控制体重，锻炼身体。健康饮食，营养均衡，控制盐、油的摄入。

（2）严格控制血压、血糖、血脂水平。一旦确诊高血压、糖尿病，一般需要长期服药。

（3）一旦发现动脉硬化，应及时就医，决定是否用药。

（4）心房颤动或行心脏瓣膜置换手术的患者需要遵医嘱服用抗凝药物。

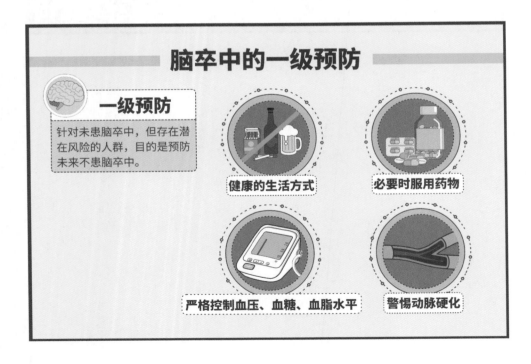

脑卒中的一级预防

一级预防
针对未患脑卒中，但存在潜在风险的人群，目的是预防未来不患脑卒中。

健康的生活方式

必要时服用药物

严格控制血压、血糖、血脂水平

警惕动脉硬化

脑卒中的二级预防主要针对已经患有脑卒中者，目的是预防复发。二级预防的方法包括：

（1）**危险因素干预**：进行必要的检查，明确脑卒中的病因及危险因素，控制血压、血糖等。

（2）**药物干预**：选择抗血小板聚集药物或抗凝药物等进行治疗。

（3）**手术干预**：对于脑血管有严重狭窄或闭塞的患者，医生综合判断后决定是否行介入手术（如放置动脉内支架）或行动脉内膜剥脱术等。

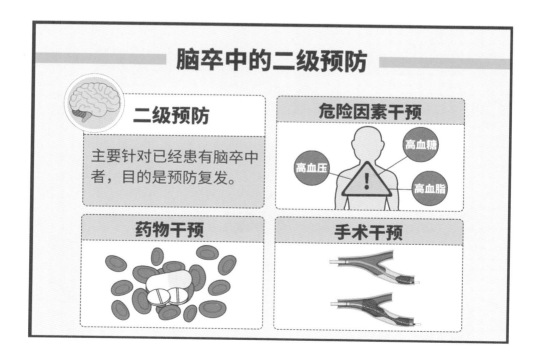

3. 脑卒中是中老年人的专属疾病吗？

　　老年人是脑卒中的高发人群，但青年和中年人也可能患脑卒中，约有10%～15%的脑卒中患者为青年人。青年和中年人群脑卒中的发生原因与老年人群有共同点，但存在一定差异。青年和中年脑卒中患者若存在脑卒中的危险因素，如高血压、糖尿病、吸烟、肥胖等，可出现早发动脉粥样硬化。此外，部分青年和中年脑卒中患者具备一些潜在的较为少见的原因，在常规体检时可能不易被发现，如脑动脉夹层、血管炎、潜在的心脏疾病（感染性心内膜炎、心房黏液瘤、卵圆孔未闭）等。此外，有些遗传性的脑血管病，家族成员发病年龄可能呈年轻化。

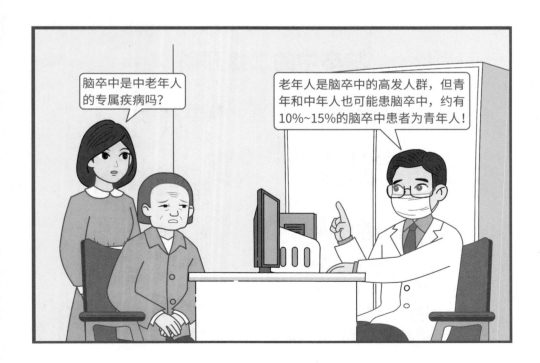

4. 运动可以预防脑卒中吗?

　　运动是预防脑卒中的重要措施之一。如身体情况允许,患者可结合自身条件,每周运动至少 2~3 次,每次至少 10 分钟的中等强度运动,如快走,或至少 20 分钟的有氧运动,如健步走、家务劳动、太极拳等。对于肥胖患者,运动有助于控制体重。运动的强度应适当,由弱至强,循序渐进。避免运动前饱餐,因为运动前饱餐会加重心脏和胃肠道负担。注意季节温差变化,避免体温的骤然变化。应避免剧烈运动或极限运动。运动时大量出汗可导致失水,应及时补充液体。

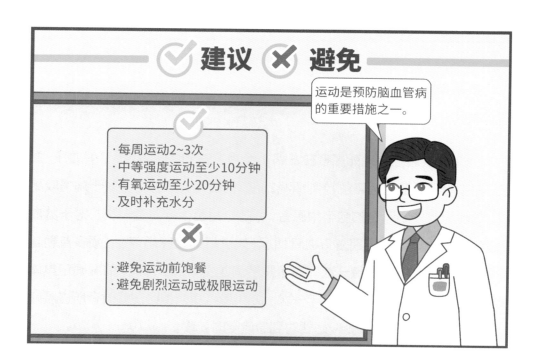

5. 脑卒中患者需要多久到医院复查一次?

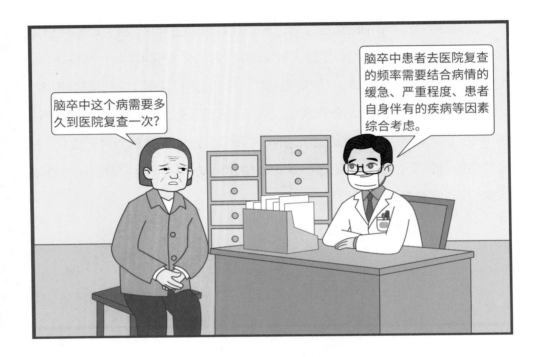

脑卒中患者到医院复查的频率需要结合病情的缓急、严重程度、患者自身伴有的疾病等因素综合考虑。

通常建议急性脑梗死患者在发病 1 个月左右到医院复查,了解血压、血糖、血脂等相关危险因素的控制情况,调整相应的治疗药物。对于病情较平稳、危险因素控制满意的脑卒中患者,可 3 个月至半年复查一次。对于脑血管有斑块的患者,要定期复查血管情况,如进行颈动脉超声、经颅多普勒超声检查,通常应每年复查一次。患者需咨询医生,根据个体化情况确定具体的复诊时间,通常为半年至 1 年一次。如果患者病情相比发病时有所进展或出现新的症状,要及时就诊,必要时到急诊随时就诊。

6. 定期输液能预防脑卒中吗？

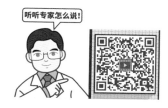

听听专家怎么说！

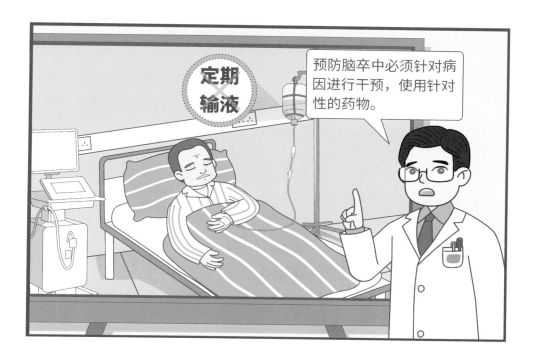

定期 ✕ 输液

预防脑卒中必须针对病因进行干预，使用针对性的药物。

　　定期输液不能预防脑卒中。预防脑卒中必须针对病因及危险因素进行干预，使用针对性的药物。到目前为止，没有确切的依据支持输液的有效性。此外，输液在某些人群中可能出现不良反应。

7. 脑血管有斑块形成会影响正常生活吗？

一般情况下，脑血管有斑块形成不会影响正常生活。

首先，需要到医院就诊，筛查与斑块相关的危险因素，如高血压、糖尿病、高脂血症、高尿酸血症、高同型半胱氨酸血症、不良生活习惯等。确诊后，这些危险因素需要定期监测，进行针对性的调控。

其次，如果斑块不稳定，如溃疡型斑块（斑块表面破溃形成溃疡），斑块血栓形成，或斑块导致的血管狭窄程度大于 70%（重度狭窄），需要引起高度重视，给予及时防治。如果出现脑卒中预警信号，如突发肢体无力、说话含糊、口角歪斜、走路向一侧偏斜、视物重影、眼前发黑、头晕等，即使是一过性的，也需要及时到医院就诊，咨询医生是否需要进一步干预。

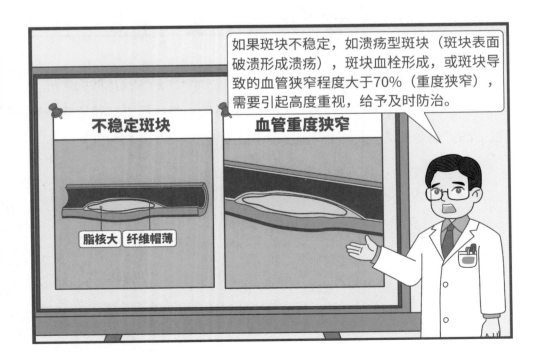

8. 腔隙性脑梗死需要重视吗？

腔隙性脑梗死是指直径小于 1.5～2cm 的脑梗死灶。

在所有脑卒中患者中，腔隙性脑梗死患者的症状相对较轻，可能仅有轻微的肢体瘫痪、言语含糊、轻微的面瘫或感觉异常，但仍需要引起重视，以及寻找相关危险因素，及时诊治，以减少复发。多次发生腔隙性脑梗死可能出现严重的神经功能障碍，如肢体完全瘫痪、进食困难、肢体抖动、记忆力减退、大小便失禁，甚至生活不能自理。因此，腔隙性脑梗死患者需要到医院进一步检查脑血管情况及与脑卒中有关的危险因素，尽早制订合理的防治方案。

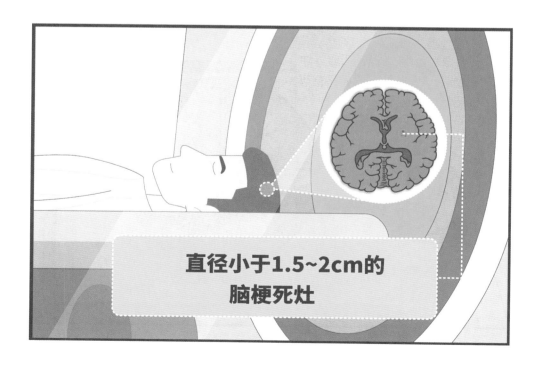

直径小于1.5~2cm的
脑梗死灶

9. 脑卒中发病与季节有关吗？

　　脑卒中的发生与季节有一定的关系。在季节更替时，如春夏交替或冬春交替时，气温突然变化，可能导致血压波动、血管急剧发生收缩或舒张，这种情况下容易发生脑卒中。在换季时，需要注意及时增减衣物。入冬时，注意保暖，避免受凉。入夏时，注意及时补充液体，避免大量出汗，甚至脱水的情况。此外，在任何时间段都需要规律测量血压，及时调整降压药物。尤其是老年人，血管的舒缩调节功能有所减退，换季时更需要引起重视。

　　脑卒中与季节更替的联系不是必然的，任何时候都有可能发生脑卒中。因此，除了换季时节，其他时间段也不能掉以轻心。规律饮食和作息、保持心情舒畅、适当运动锻炼是需要长期坚持的脑卒中预防策略。

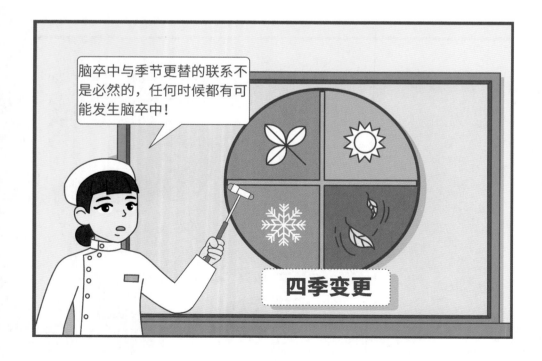

参考文献

[1] 王拥军,李子孝,谷鸿秋,等.中国卒中报告 2020(中文版)[J].中国卒中杂志,2022,17(5): 433-447.

[2]《中国脑卒中防治报告 2021》编写组.《中国脑卒中防治报告 2021》概要[J].中国脑血管病杂志,2023,20(11): 783-793.

[3] 贾建平,陈生弟.神经病学[M].8 版.北京:人民卫生出版社,2018.

[4] 中华医学会神经病学分会,中华医学会神经病学分会脑血管病学组.中国缺血性卒中和短暂性脑缺血发作二级预防指南 2022[J].中华神经科杂志,2022,55(10): 1071-1110.